當忘記成為現實

失智照護筆記

總策畫——花蓮慈濟醫學中心
撰文——王竹語

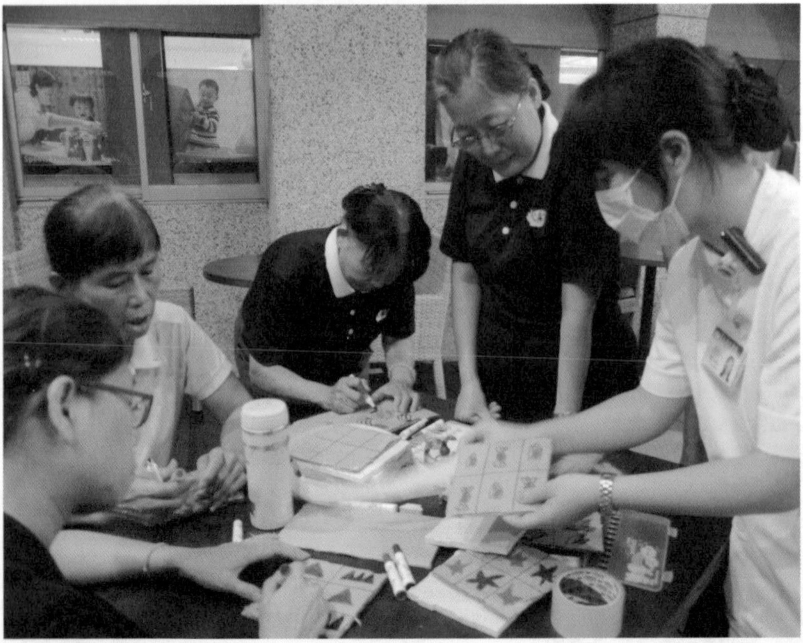

志工利用回收來的紙板製作活動道具，增進長者認知功能。

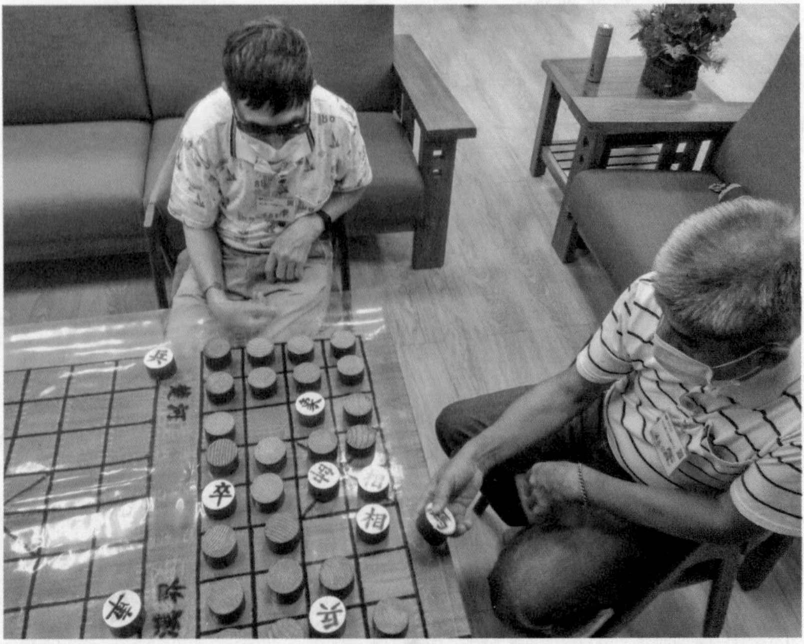

廢棄木頭切割磨圓、棋盤是淘汰的透明軟墊，特製大象棋很醒目，長者玩起來很過癮。攝影／陳榮欽

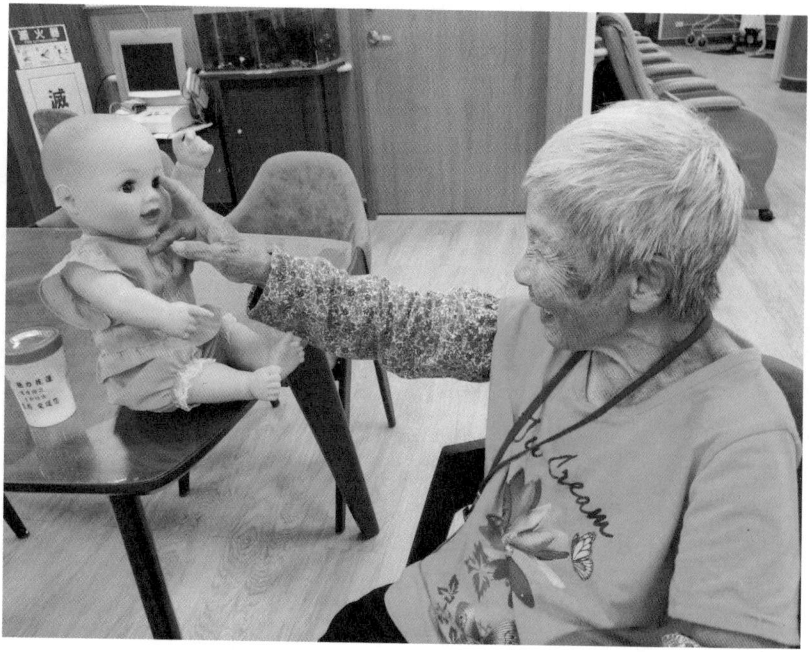

娃娃治療使長者焦慮、躁動狀態明顯改善，減少使用鎮靜藥物。

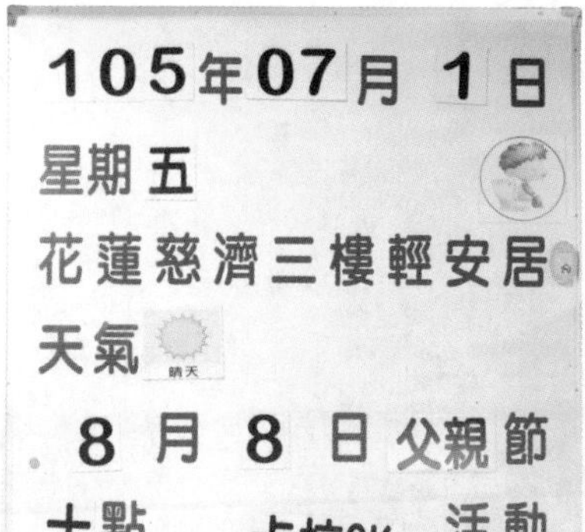

現實導向板上有時間、空間資訊，滑輪方便移動，為失智長輩做定向感訓練。

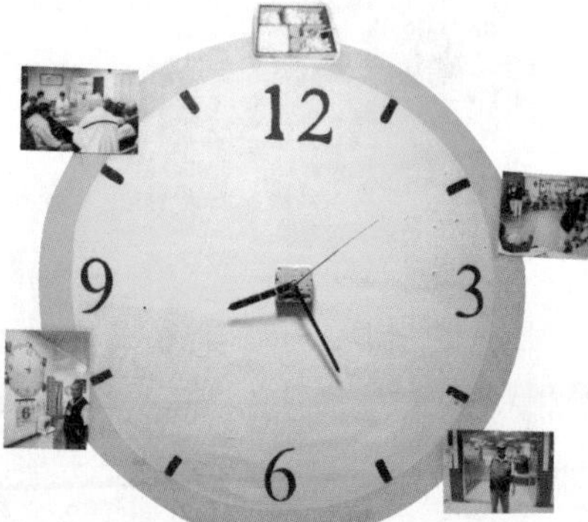

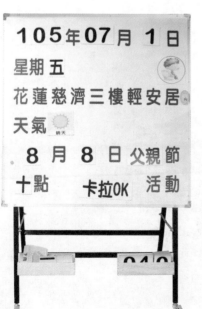

經過改造的大時鐘，於特定時間點貼上照片，提醒長者某個時間點要做什麼事。

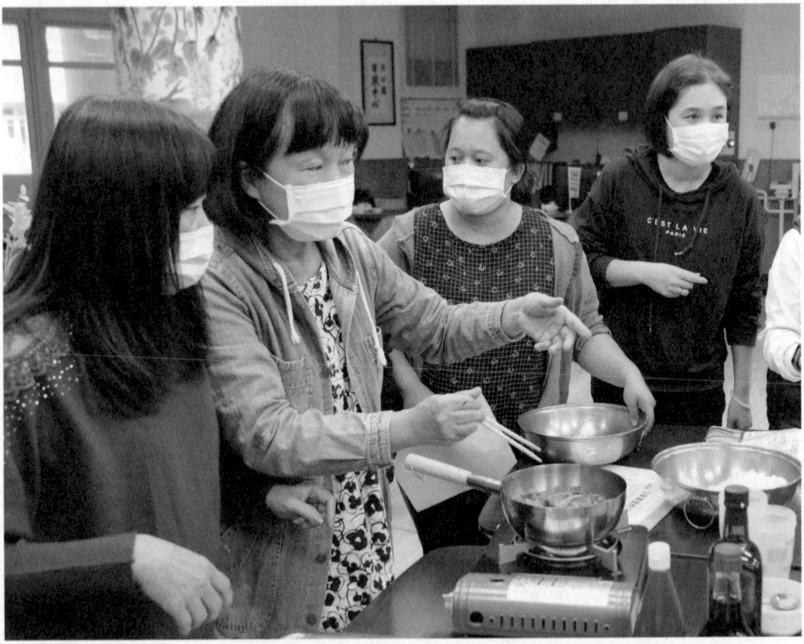

花蓮慈院失智共同照護中心，不定期舉辦課程，圖為教導照護員製作長者易吞嚥的食物。攝影／徐政裕

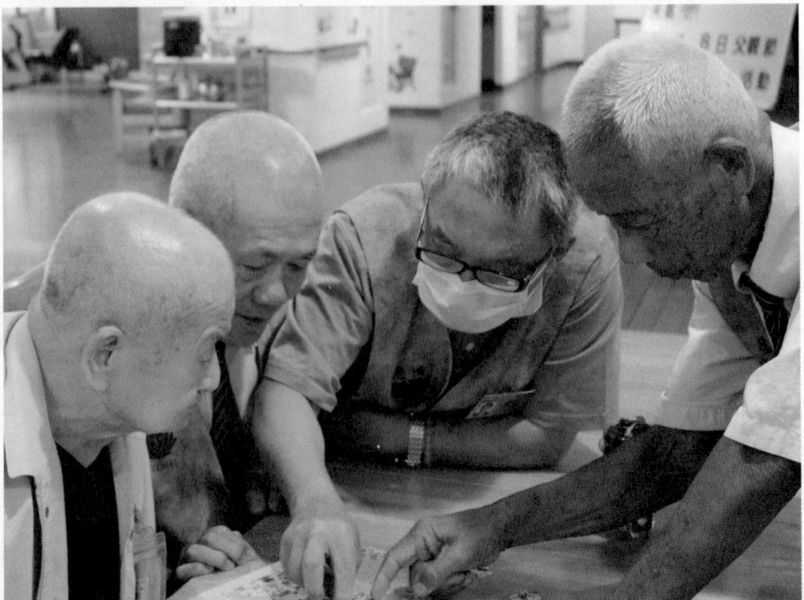

有些家屬在長者離世後，留在輕安居當志工，以過來人經驗陪伴其他家屬。

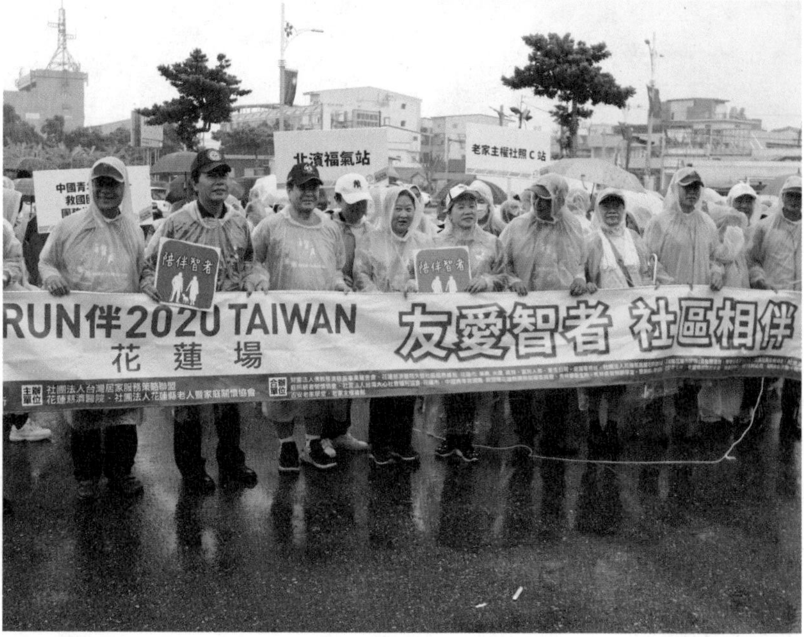

許多長者在子女陪同下，參與源自日本的「RUN伴」健走活動。攝影／陳榮欽

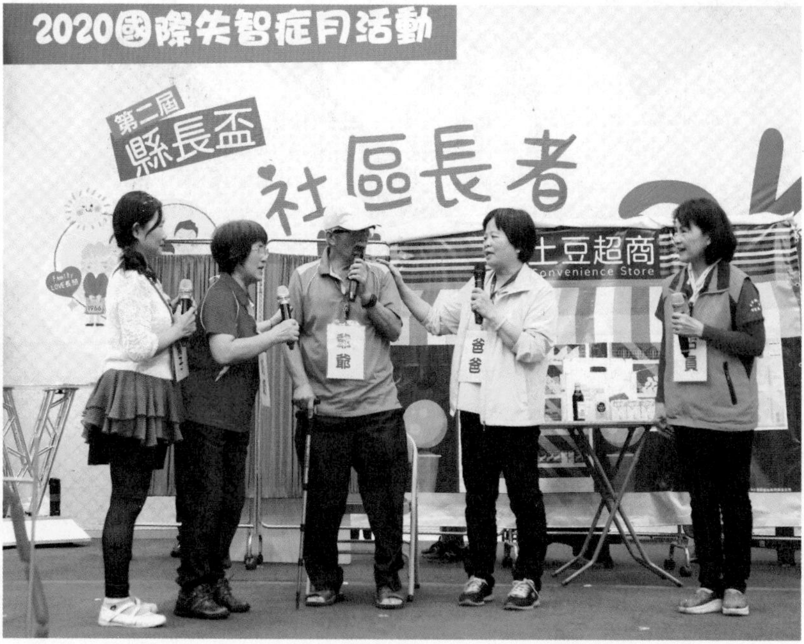

花蓮慈院失智共照中心應邀參加縣長盃長者桌遊賽，志工以行動劇分享失智症十大警訊。攝影／徐政裕

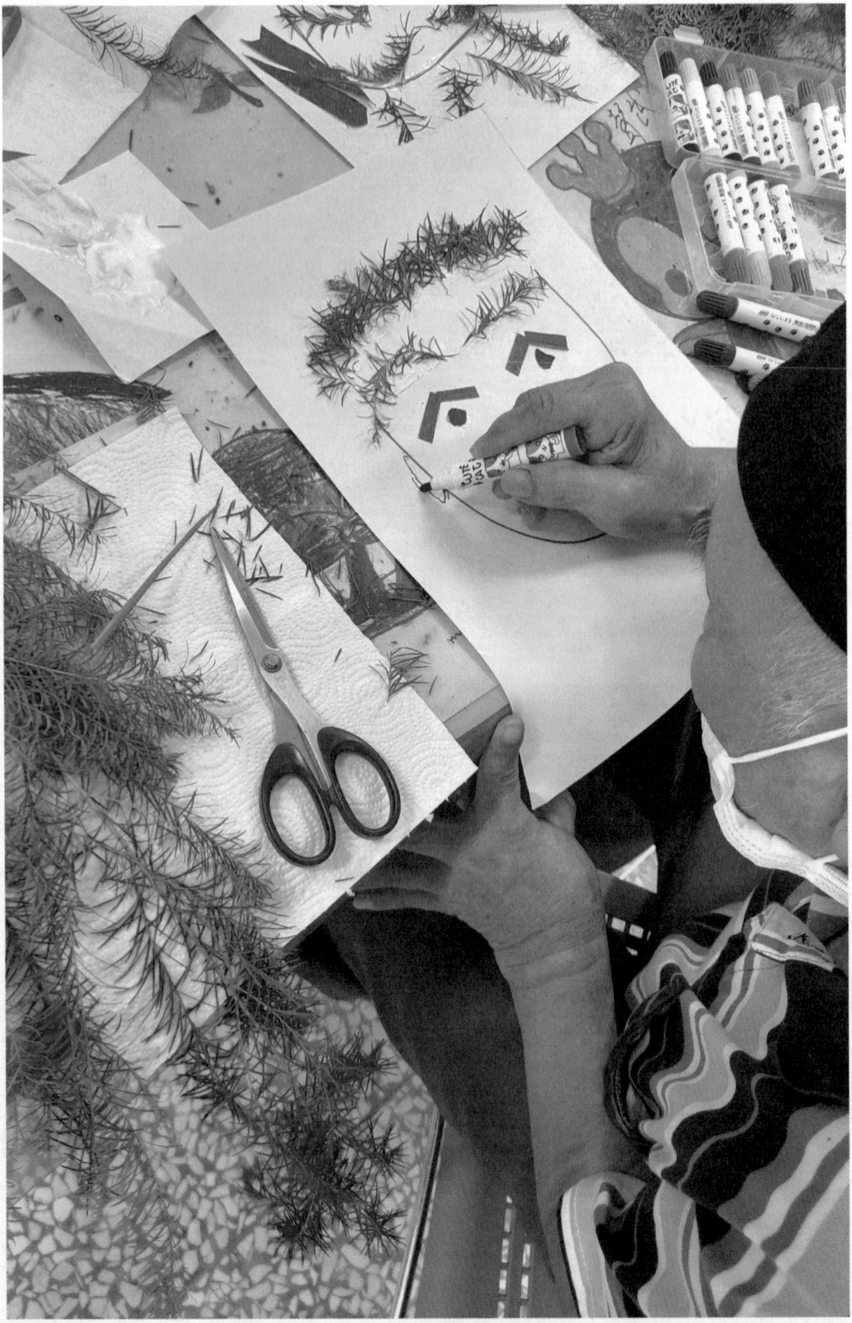

慈濟鳳林靜思堂失智社區服務據點，鼓勵長者回憶過往農村生活，作為創作素材。攝影／王竹語

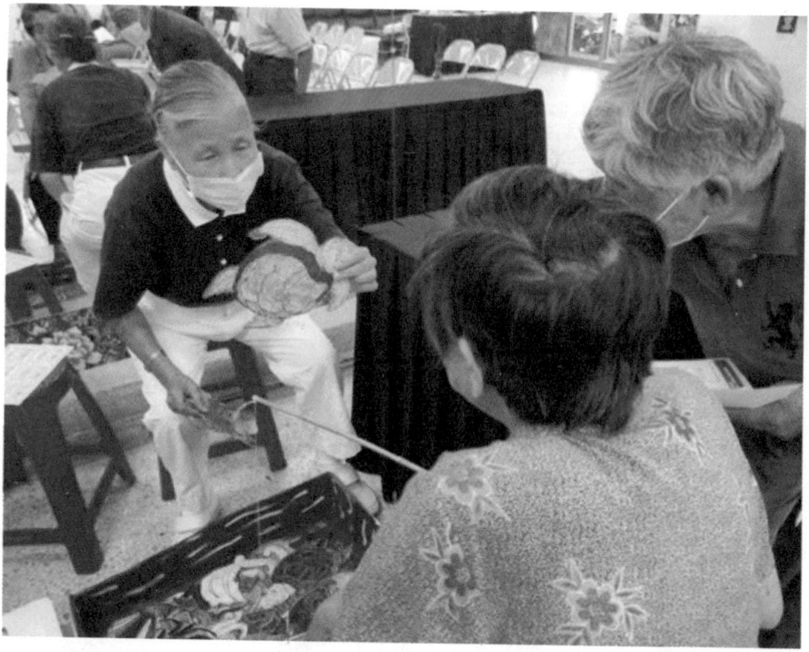

吉安鄉永興活動中心福氣健康站，透過釣魚趣、算術練習等活動促進長者健康。

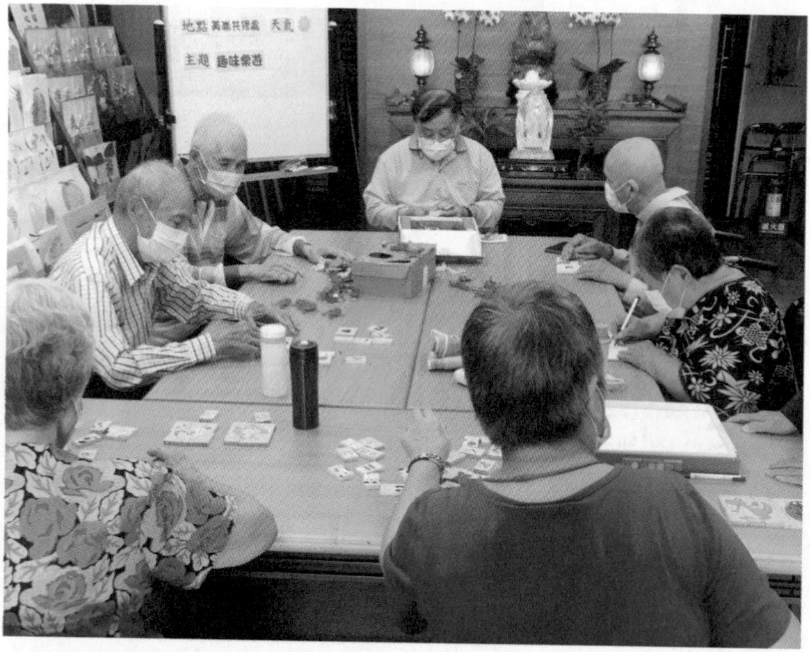

花蓮市慈濟美崙共修處失智社區服務據點安排長者玩桌遊，訓練認知能力。

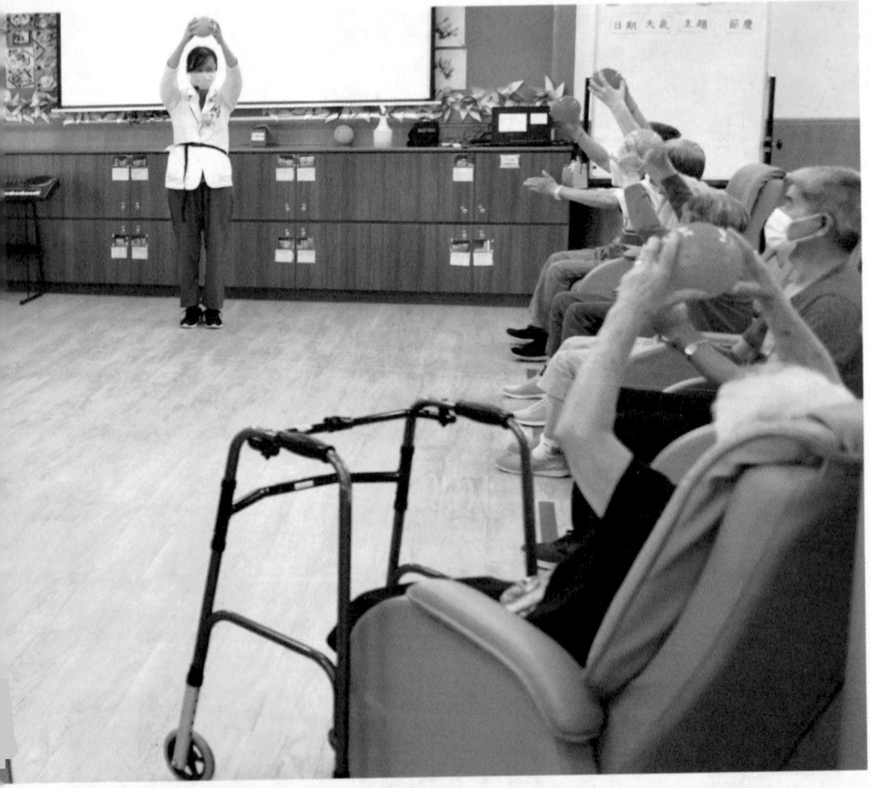

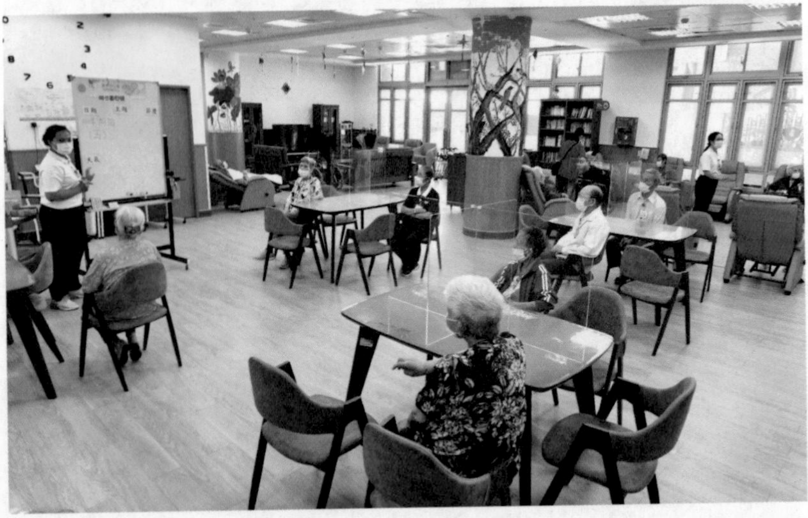

花蓮慈濟同心圓日間照顧中心占地將近三百坪，提供具綠色療癒力的照護環境，每天設計不同主題課程，帶動長者上課或做各種活動。攝影／徐政裕

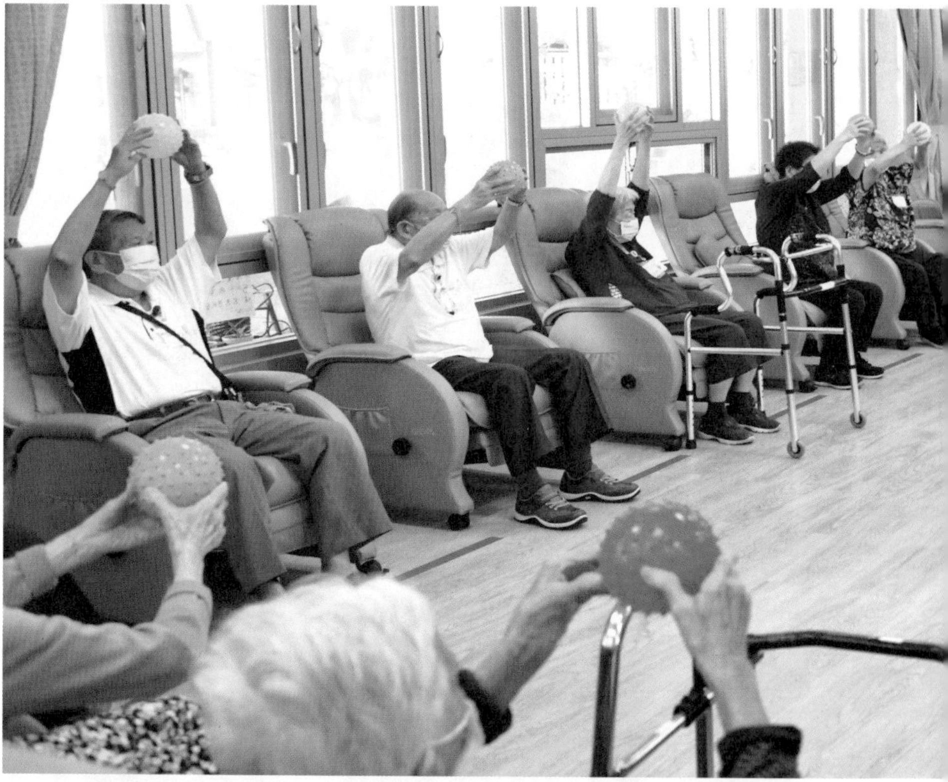

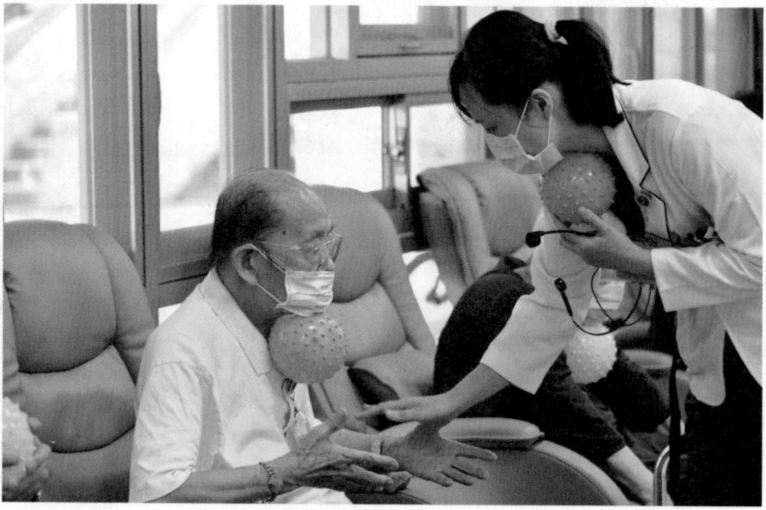

花蓮慈院中醫、復健、營養等跨部門合作，提升同心圓日照中心長者的照護品質。攝影／徐政裕

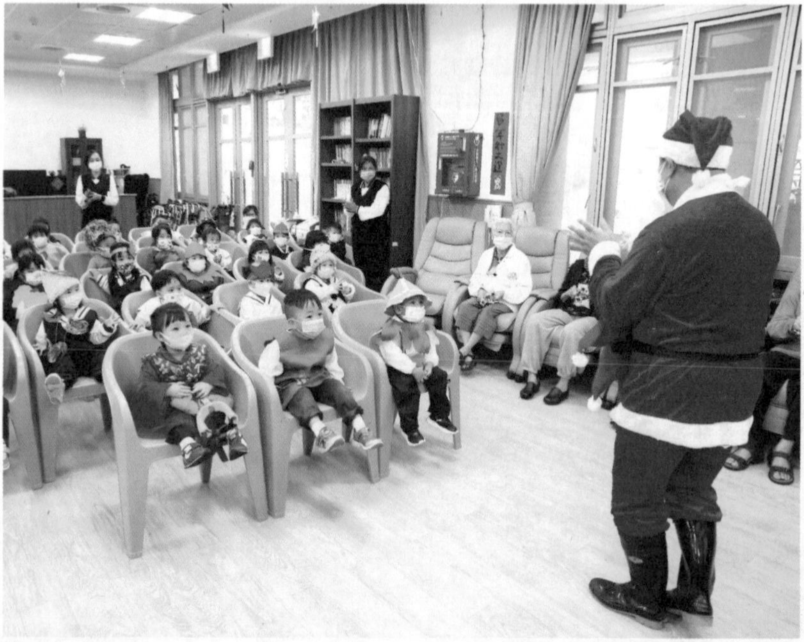

同心圓日照中心結合大愛幼兒園，讓高齡者與學童們透過遊戲、手作課程互動，歡度節慶。攝影／徐政裕

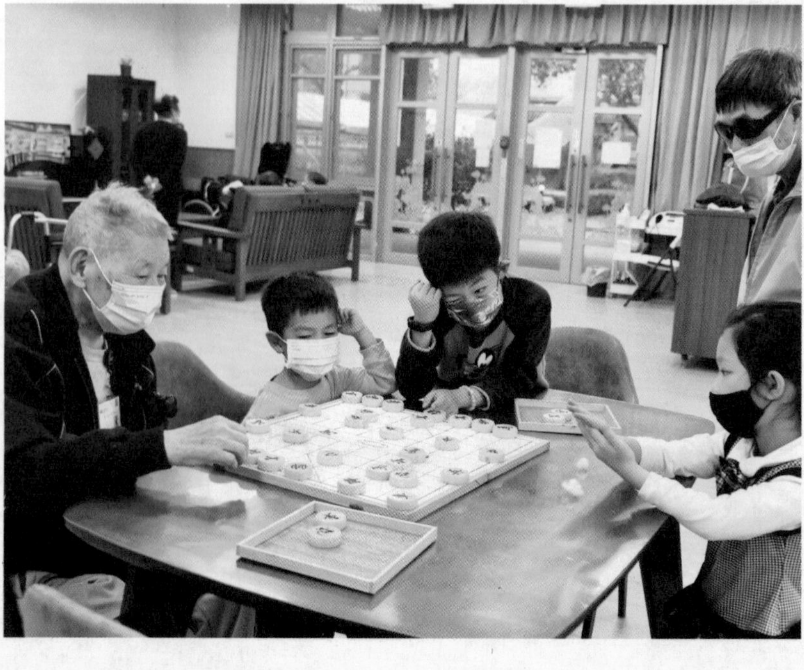

老幼共學；棋盤上相奕，不分老幼，促進高齡者認知功能。攝影／徐政裕

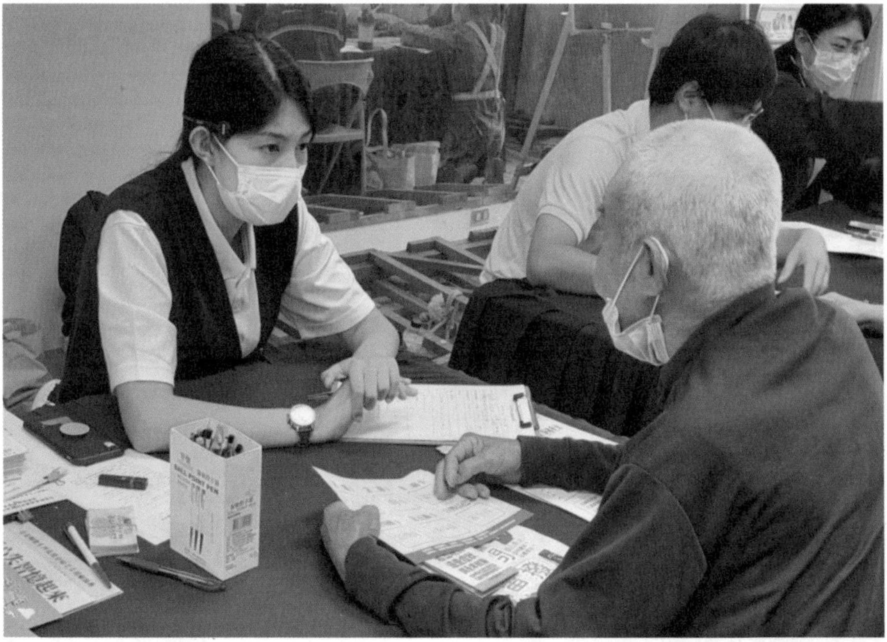

上圖：個案管理師除了疾病認知、照護技巧等專業涵養，對於社會資源的運用、家庭支持系統評估，甚至法律議題探討、預立緩合醫療及自主權立法等均須極為熟稔。攝影／王竹語

下圖：日照中心主任張幸齡詳細閱讀每一本聯絡簿後，由護理同仁連同藥品等放入「書包」，讓長者或家屬帶回家。攝影／徐政裕

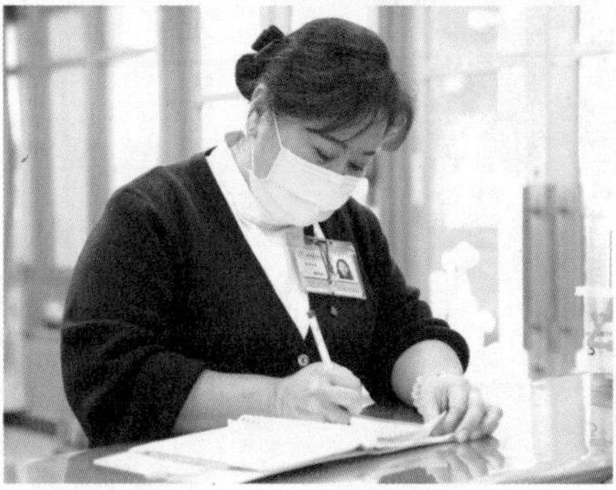

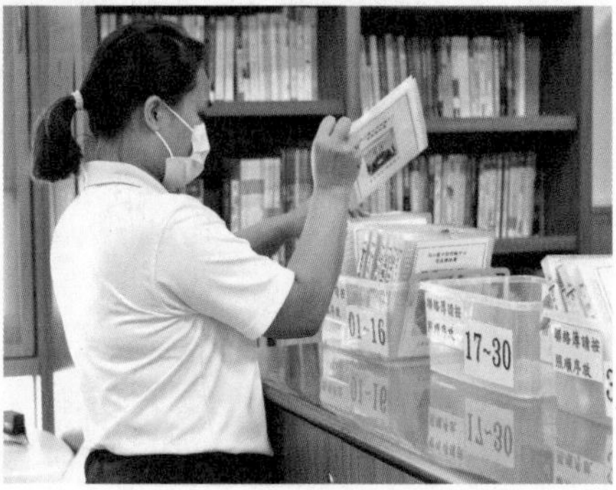

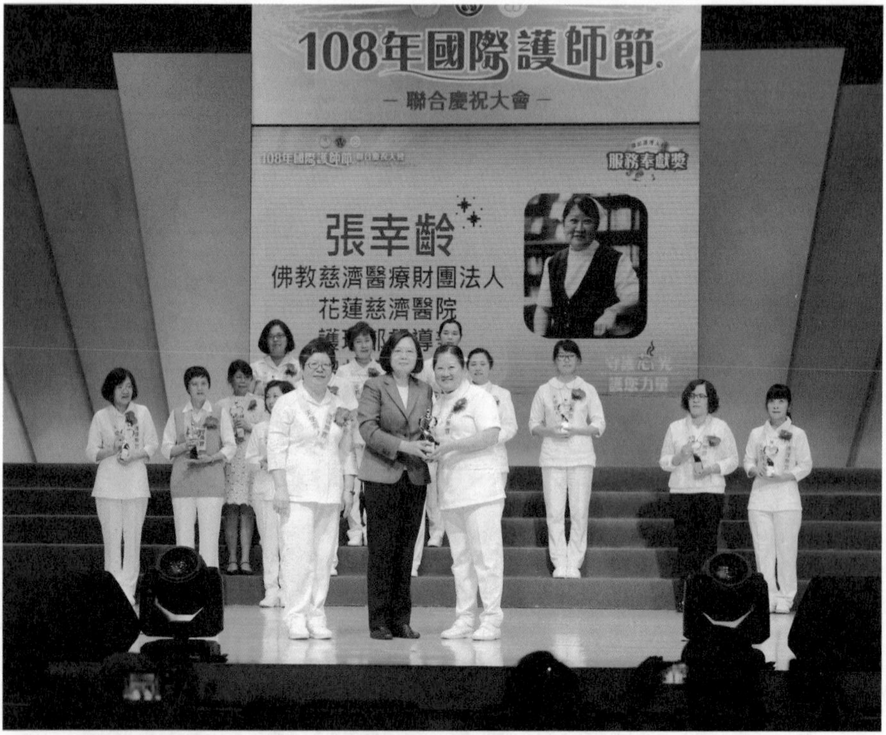

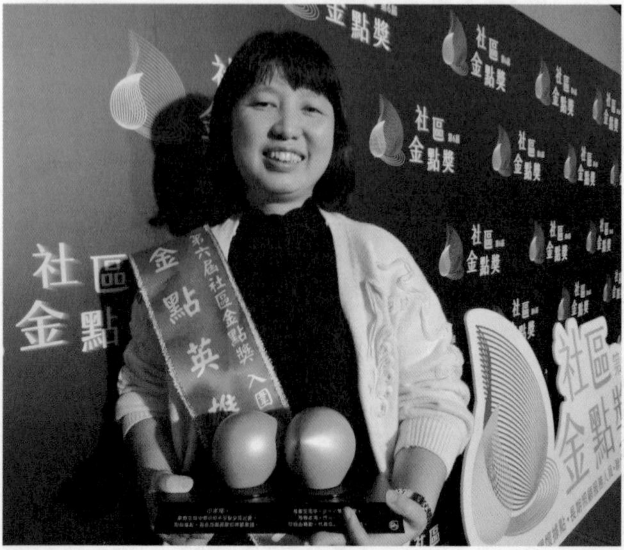

上圖：張幸齡擁有臨床照護三十多年經驗，二〇一九年國際護師節，榮獲總統頒發服務奉獻獎。攝影／楊國濱

左圖：照顧失智長輩長達二十年的個管師曾玉玲，榮獲二〇二〇年第六屆社區金典獎「金點英雄獎」的殊榮。

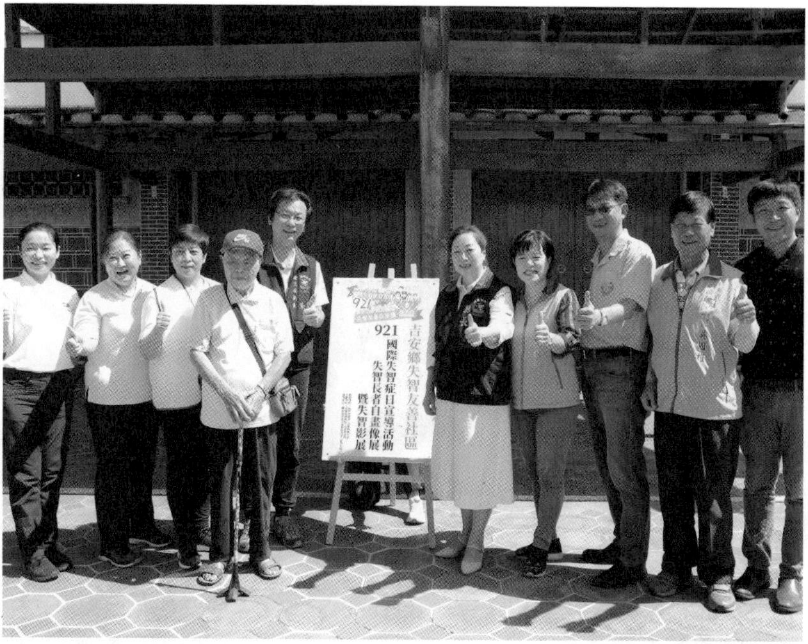

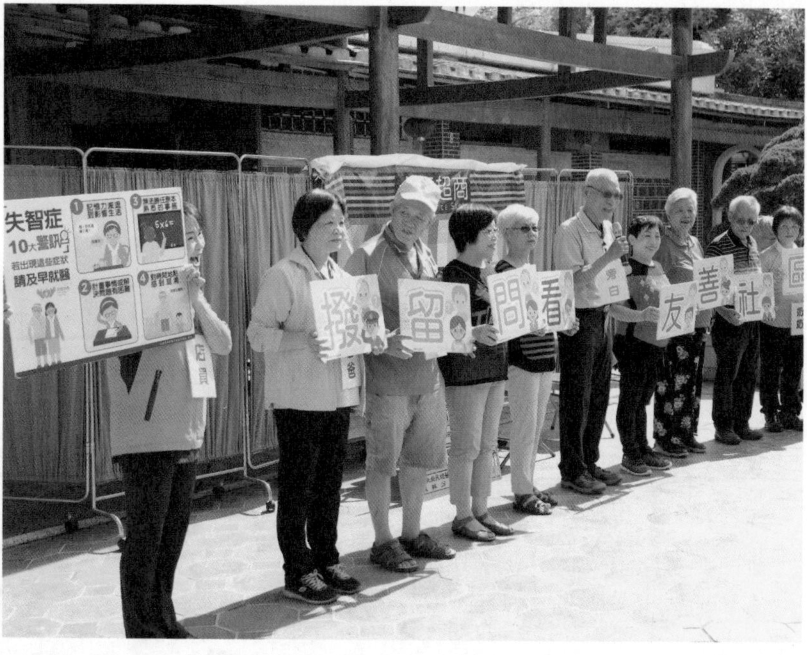

二〇二〇年九二一國際失智症日，花蓮慈院與吉安鄉公所等單位合辦失智長者自畫像展，提醒民眾遇見疑似失智長者，運用「看、問、留、撥」口訣，協助他們找到回家的路。攝影／徐政裕

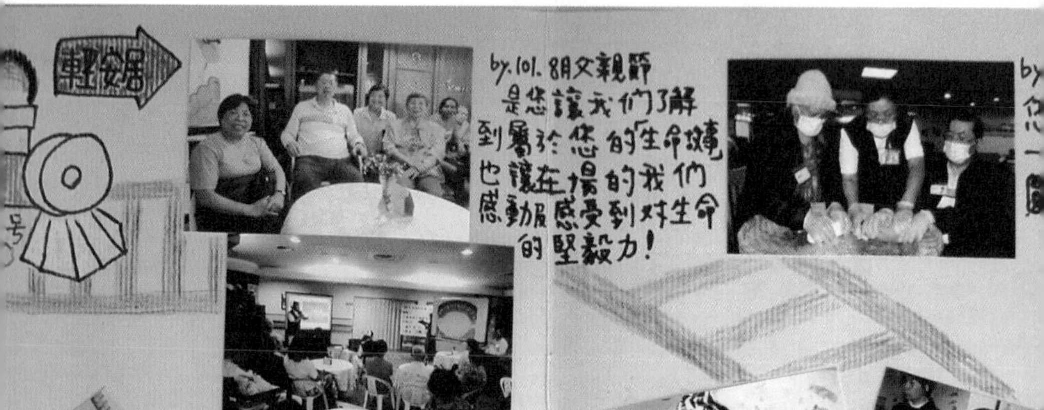
輕安居
by.101.8月父親節
是您讓我們了解
到屬於您的「生命故事」
也讓在場的我們
感動及感受到對生命
的堅毅力！
by.101.過年前圍爐.

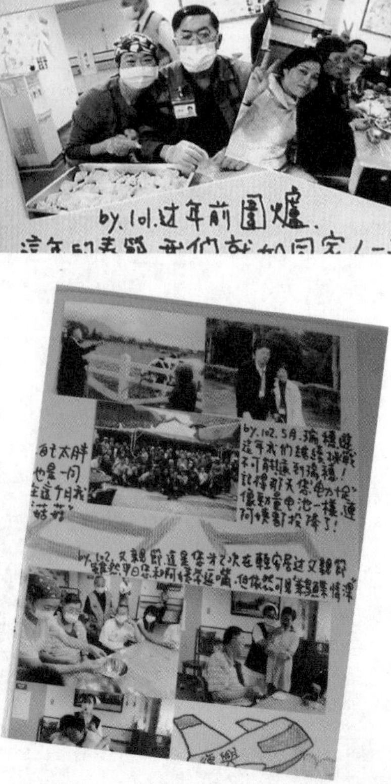

右頁：照顧服務員和家屬一起為長者製作「生命故事書」；長者離開輕安居時，也為他製作畢業紀念冊，工作人員留言打氣，是家屬珍藏的溫暖記憶。

左頁：每位長輩都是子女的寶，長輩的笑容是給照顧者最大的鼓勵。攝影／徐政裕

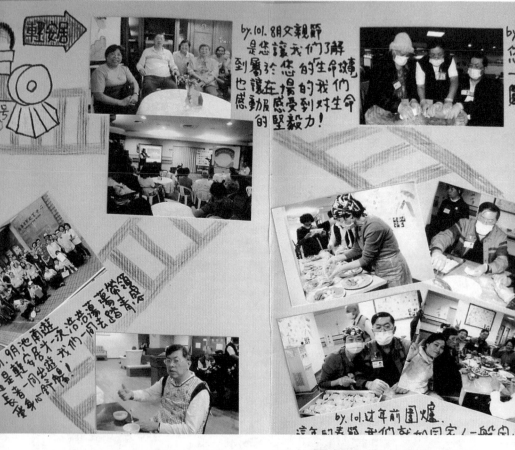

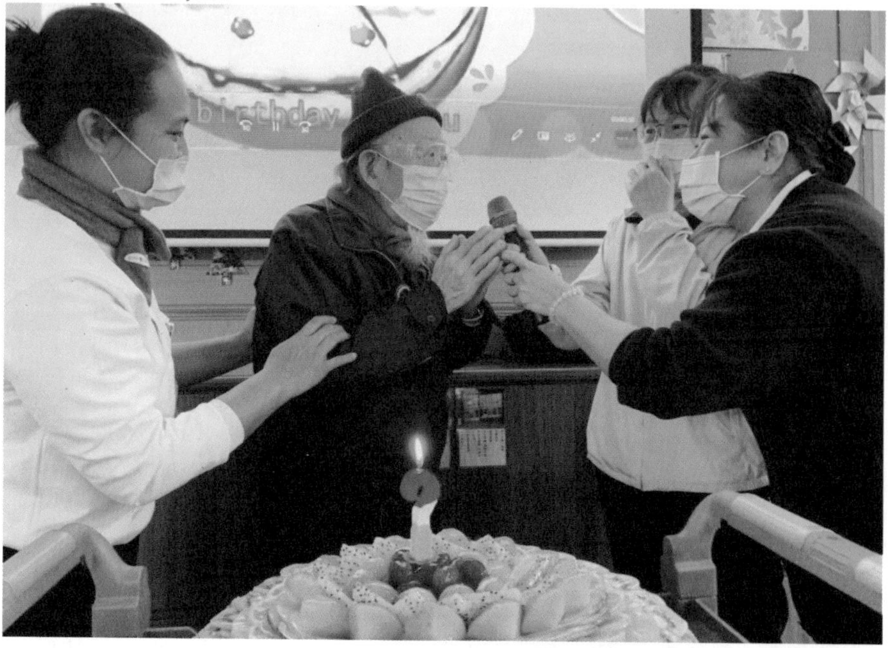
birthday

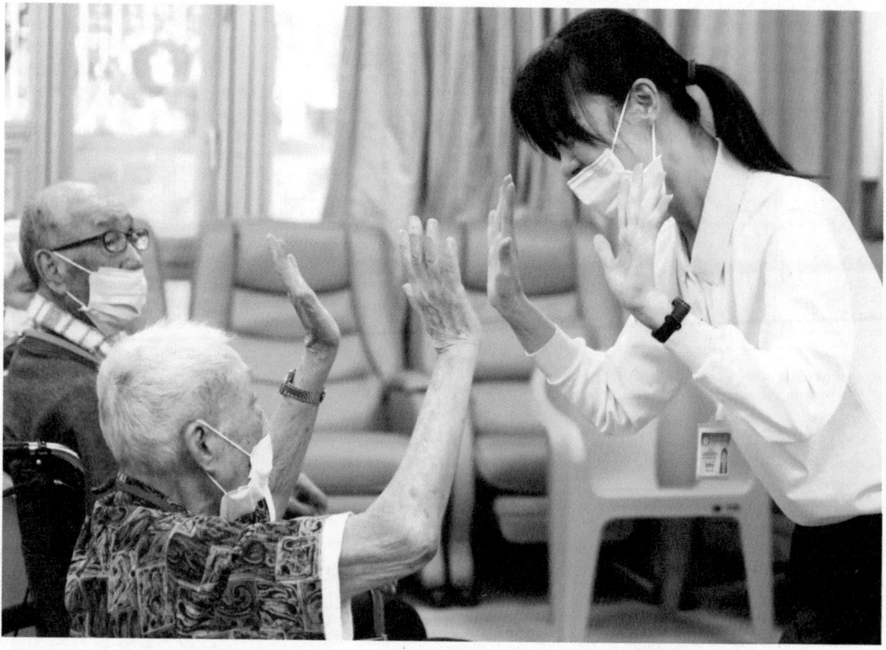

推薦序

為尊重並保護失智長者與家屬隱私，本書所有人名均為化名；其年齡、特徵、婚姻、職業、家庭、教育等個人資料均已轉化。

【推薦序】

老有所終的安養之道

釋證嚴

「生、老、病、死」是人生的自然法則，卻也有人不幸早夭、或者正當青壯年就身罹重病，或者意外殞命，也不一定可以終老。老來不可避免的疾病纏身，最怕的是失智，認知紊亂、行為出格，讓照顧的晚輩疲於奔命。

花蓮縣失能失智長者的數目不斷在成長，慈濟醫院作為東部唯一的醫學中心，一直致力於推動符合長者「在地安老」的願望。因此，於一九九八年成立「輕安居」，也就是失能失智長者的日間照護中心。二〇一九年九月，進一步成立「慈濟同心圓日照中心」，服務再升級，接受三十名失智、失能及高齡長輩托顧，以減輕家中子女照顧的壓力，同時提升高齡長者的生活品質。

民間有一句俗話說：「老人身，囡仔性」，儘管體力不復從前了，有的長者心智好像返老還童，常常有出人意表的行為。個管師有時還得和長者「鬥智」，譬如中心十幾個房間的插銷不見了，曾經是鎖匠的阿伯嫌疑最大，個管師只擔心阿伯會不會無意識地吞下肚？必得進行「安全檢查」。果然就在阿伯的包包裏搜出十幾支插銷，幸好阿伯沒有誤吞，也不必聲張，悄悄地將插銷放回去就是了。

很佩服我們的個管師不僅專業有愛心，警覺性也很高；當阿嬤發出「我頭暈，想要回家」的訊息，個管師不敢等閒視之，先考慮是否出於生理問題？一查資料，果然阿嬤有高血壓，趕緊開藥給阿嬤服用，立即舒緩頭暈狀況。

來到暮年歲月，身體老化勢不可擋，只能延緩退化，進而提升長者對周遭環境事物的辨識能力。我們的護理師雙手靈巧，腦筋又動得快，利用廢棄木頭自製成特大號象棋，讓長輩站著玩棋，不只動腦，身體也運動到了，連剛剛才叨念著要回去拜土地公的事，也完全拋諸腦後。

許多慈濟環保站既是揭牌的「社區關懷據點」，也是長者最好的「輕安居」，服務項目包括失智照顧、社區預防照顧與延緩失能，以及居家醫療服務等等。以「鳳林靜思堂長照樂智據點」來說，尤其感恩我們的護理師，將一位輕微失智而被同修師兄禁足的菩薩，用時間換取信任，以真誠打動家屬，終於讓師兄卸下心防，同意讓她重新回到慈濟委員的角色。

這位菩薩原本是鳳林的香積組長，被禁足後慌張、躁動、頭髮凌亂，護理師還以為她是精神病患。其實，只是介於失智和正常間的模糊地帶。看到她出神入化的刀工，護理師覺得再加一點力道，一定可以幫助她重返正常生活。於是每天到她家站崗，打動同修師兄願意讓她回到鳳林靜思堂，這一著等於幫助她重返正常生活。

看看她的改變，第一知道要梳漂亮的慈濟頭，這是一個重要里程碑；第二，減少躁動，這是進步的指標；第三，進到會所，先去禮佛，打掃佛堂，參與助念，回到委員的本色；第四，會幫長者量血壓，精神恢復了，熱忱向訪客介紹環保站，推動素食，以慈濟委員身分，繼續發揮良能。

「使老有所終，壯有所用，幼有所長，矜寡孤獨廢疾者，皆有所養。」這是古代大智慧者對於營造幸福家園與和諧社會的憧憬。只是現代社會步調緊湊，又受少子化衝擊，安老顯得困難重重。

師父有鑑於此，決定開設「壽量寶藏銀行」，提供每位長者寄存「五十歲」在其中，當作下輩子的本錢。

八十歲的環保菩薩，寄存五十歲到「壽量寶藏銀行」，也才三十歲而已，正當年輕，智慧正好，身體也還健康，大家很樂意在環保站付出，或者拆瓶蓋，或者做紙張、塑膠分類，可以活化腦細胞，心靈手巧做環保，繼續發揮良能，讓家中晚輩可以安心放心。雖然時間不斷消逝，生命價值一直在提升，來世回到慈濟世界，智慧更加明睿，隨願廣度眾生。

【推薦序】

即使忘記自己，還是會記得愛

蔡淑鳳

二〇一七年五月，我在日內瓦會見國際失智症聯盟（Dementia Alliance International, DAI）創會主席凱特・斯瓦弗（Kate Swaffer），她說：「請別給失智者退場處方（Prescribed Disengagement）。」

凱特四十九歲時被診斷為「年輕型失智症」，原本記憶力超強的她，變得健忘、空間錯亂、讀寫困難，連過馬路都有危險。醫護人員勸她放棄工作、放棄一切，好好享受餘年；她不甘心，準備和這個病正面對決，但得到的建議是預做臨終安排，儘早了解老年照護、喘息日間照護及養護機構等。她說那些建議是退場處方，而她需要的是——回到診斷前一樣的生活。

能不能完全恢復，她沒把握，但能掌握的事先做；創立失智人權全球性非營利組織，由不分年齡的失智者組成。目標是支持、教育各類型失智者，為失智者代言，並針對其個人自主權與生活品質提出一致的主張，長期倡導失智者應與一般人享有相同的人權保障，不應該因為疾病而有所改變。

凱特被確診時正在念研究所，是全職工作者，還擔任志工，並教養兩個青少年兒子，與丈夫共同分擔家務的人。但退場處方要她瞬間放棄一切原本熟悉的生活，雖然是好意，卻是出於對失智症的刻板印象，反而讓失智症患者活在沒有希望、沒有明天、失去生活品質的日子。

從日內瓦返臺，我一直思索退場處方引發的連鎖反應，包括無望、恐懼、無助，以及對個人正向能力、復原能力、主動處理能力的打擊；如何讓失智症患者能過正向、有意義與主動參與的生活？

六個月後，我受邀參加慈濟大學「護理引領全球健康」國際研討會，在專題演講中，我引用凱特的理念「把注意力從生病與死亡轉向成就」，提倡失智症不只是談論醫療，失智者的人權、需求與想法更應被正視。具體做法是邀請失智症患者組成工作坊，透過每月實體或網路碰面，分享看法，並適時安排復健人員、行政人員共同參與，讓他們回饋需求。他們表示，希望在相關照護服務中，能有更多參與及貢獻；失智者的需求與失智者家屬需求不一樣，可分兩個工作坊進行。

研討會後，我參觀在慈濟醫院門診區長廊展出的高齡長者自畫像，看到導入社區失智據點、輕安居日照中心的藝術課程，透過作品感受到社區高齡長者在參加據點活動的歡喜與自信。

欣聞《當忘記成為現實——失智照護筆記》一書，以花蓮慈濟醫院輕安居、慈濟同心圓日照中心及社區服務據點十九個故事，串連出高齡老人的失智現象與症狀，從而觸及照顧者的處境、長照中心照護員所面臨的問題，以及專業領域知性與技術的提升，可為面臨此必然所趨的社會現象，提供可具備之態度參考。

每個故事都扣人心弦，藉此摘要個人感受分享給讀者——避免對失智者汙名化，包括照護方面的刻板印象。很多人誤認為失智症患者無法溝通、聽不懂或是講不通，於是禁止他們做事。美其名是為了他們安全，殊不知長久下來，他們會感到無助，進而不想說話，變得更加疏離與孤獨，認知功能退化得更快。

事實上，失智症患者的能力經常被低估，社會必須改變對失智症的看法，失智症友善社區應倡議社區能支持患者獨立生活，不單是提升關注而已。失智照護有如變奏曲，退化的速度有時像溜滑梯，家屬的負荷不是外人能想像，如何適時與適當的提供友善協助，顯得更為重要。

本書最後一個案例，充分展現慈濟醫療人文的特色，即使是在人生最後一段的照顧，仍以生活品質、生命尊嚴，實踐以人為本的理念，不因疾病而有所差別。

這本書分享了慈濟在花蓮的不同失智照護據點，透過關懷與課程賦予失智長者和家屬的培力，更可貴的是，融入被照顧者與照顧者的生活方式和生命歷程，很有特色。這讓我想起我的導師（Mentor）羅斯瑪麗・古德伊爾博士（Dr. Rosemary Goodyear）說過的話：

Go to the people（走入人群）
Live among them（在人群中生活）
Learn from them（在人群中學習）
Love them（愛他們）
Serve them（服務他們）
Plan with them（與他們共同計畫）
Start with what they know（從他們所知開始）

Build on what they have（以他們所有來建構）

失智照護沒有人是局外人！失智者即使忘了自己是誰，也仍然會有感受，他們會記得「愛」，我們也不要忘了對失智者及照護者表達我們內心的愛！

（本文作者為衛生福利部護理及健康照護司司長）

【推薦序】

輕安居．居輕安

林碧玉

千呼萬喚拭目企盼多年，終於要出有關「輕安居」的書了。憶當年為籌備花蓮慈濟醫院，證嚴上人交代筆者，重視推動三代同堂，實踐傳統美德「孝諦」親倫在人間的重要性。

一九九〇年代，臺灣社會開始浮現因長者失智所造成的家庭與社會問題，思考挑起社會責任，讓青壯年得以安心創業與就業，擬辦理五十床護理之家業務，但證嚴上人殷殷期待創造子女承歡膝下要素，推動長者「在宅安老」之心悲切。

當年慈濟醫院醫護人力雖尚未穩定，且僅有極少數醫院辦有簡易型日間照顧室，為實現證嚴上人希望白天讓子女們安心工作，晚間接父母回家三代同堂闔家歡樂之理念，毅然在慈濟醫院內創辦日間照顧機構開醫界先河，為讓長者來得日日輕安自在，於是乎，將日間照顧機構定名為「輕安居」。

一時，海內外醫療先進紛紛前來參觀指導，紛紛探討證嚴上人推動在宅安老之先見是否正確，如今全球人口老化，不知覺間大家已經生活在高齡社會中，而專家與學者們歷經數十年研究與實驗，共識回歸社區「在宅安老」是照顧長者最佳良方。至此見證證嚴上人之先見，亦肯定慈濟醫院當年之創舉，如今，衛生福利部積極推展醫院身心科設置日間照顧病房，與有榮焉。

長者鶴髮童心，終生貢獻社會，老是寶，尤其是失智長者們，似乎童心不泯，晨間背著書包如上學般，被子女帶到輕安居門口，護理同仁們接棒開始一天的照顧，從今天是幾月幾號，現在是幾點幾分，如何自己吃飯，帶著他們種菜、孵豆芽，室內復健有運動型腳踏車、壁拉桿，日日照表操課，訓練腦力與體力，長者偶爾躲起來，俏皮似童稚；午休後，他們已經待不住了，抓起書包坐在門口不想動，等在門口唯一目標是要回家了，這就更見證家是長者最好的依歸處。

二十三年來，在輕安居的長者們各有來頭，有叱吒風雲於政壇，曾經調停紛爭助人無數，有社會角頭與老闆，各式類型活躍一時，但腦部細胞病變皮質沈澱，慢慢沈積類似生鏽，開始失憶豈是自己所願意，更非自己能左右，看到他們的苦，心疼至極。

感恩幸齡護理長一直以來，帶領護理團隊用愛心陪伴長者們，讓他們有尊嚴地生活，讓他們盡力維持腦力不退化，讓他們日日輕安自在，更帶領團隊走出院內的日間照顧到偏鄉設置日照中心，加上到社區設置失智服務據點，真正實踐安老安心在家、在社區。

每每聽聞她分享長者點滴——在偏鄉一位失能阿公，因為考量視力不佳的阿公騎乘電動車的安全，自告奮勇到他家相邀一起上學堂，自己作為前導車引領、維護對方的安全，相互扶持到社區據點接受照顧；也有人因感動婆婆受到照顧而辭去工作，協助烹煮餐食，里仁為美和樂融融的感覺真好。

而院內日間照顧空間有限，上人再提同心圓設置日間照顧中心，看到長者的子女們先來參觀了解，再帶父母到現場試讀，最後安心委託，感動於子女們的孝心，亦感受到子女們為孝順父母與工作間的煎熬。

當他們看到父母入學後的改變，開朗、體力增加、笑聲多了，回家更聲聲感恩兒孫與媳婦。而經常的戶外活動如同遠足踏青，繪畫自己的欣喜，孤獨感似乎遠離長者心裏，子女們的感動回饋，在在顯現人間美善與溫情。

慈濟如今在全臺各處設置三百多個服務據點以及日間照顧中心，更設有「幫幫您」健康監測資訊系統，隨時與子女們連線，提醒長者健康狀況與用藥正常否，企盼真正能為長者及家屬們，提供六全（全人、全家、全隊、全程、全社區及全心）的身心靈照顧。

證嚴上人開示：「天上最美是星星，人間最美是溫情」，無限敬佩與讚歎同仁們用愛耕耘，如今「輕安居」愛心盈滿，已成呵護長者的港灣，亦成為既要工作養家，又要孝順照顧長者的子女們最佳靠山，更是安定里仁美善最佳的力量。

不由輕呼「輕安居。居輕安」，慈濟長照加油！

（本文作者為慈濟基金會副總執行長）

【推薦序】

長者身心靈全人優質照護

林俊龍

在全世界都面臨高齡化社會衝擊之際，慈濟醫療法人與慈濟基金會皆積極投入長照服務，原因無他，只為了若一個家庭有一位失智長者同住，這個家戶就需要有一天二十四小時來照顧長者的人力，而這位照顧者很有可能同時是家中主要經濟來源提供者，像這樣的青壯年為了照顧長輩導致無法外出工作的困境時有所見，不但會造成家庭收入失衡，甚至出現捉襟見肘的窘境。

其實，早在證嚴上人的高瞻遠矚之下，花蓮慈濟醫院於二十三年前，也就是一九九八年七月十九日就已經成立了「輕安居」病房區，提供現今民眾耳熟能詳的「失智長者日間照護」服務。

輕安居有別於長者養護之家二十四小時的照顧模式，失智症病人只在日間留院，失智長輩經由輕安居醫護團隊安排與醫院志工陪伴，參與各種活動與體能運動，不但能延緩退化速度，年齡相近長輩間的互動，亦能滿足長者對於人際與情感交流的需求。而對主要照顧者來說，能在長輩受托顧時外出工作，傍晚下班再將長輩接回家，共享天倫，如此一來，照護與經濟需求皆能兩全。因此輕安居啟用以來，一直處於學員額滿、排隊待入的狀態，顯見這類的需求遠遠大於醫院能供給的有限名額。

花蓮縣老年人口比率百分之十二點五，相對高於全臺的百分之十點七；已通報的失智症人口雖然只有六百八十六人，低於其他縣市，但失智症人口增加的速度卻是百分之八點五六，位居全臺第二。

花蓮慈濟醫院二〇一五年為配合衛生福利部的「失智照護服務計畫」，在失智照護資源不足區域——慈濟鳳林靜思堂，設置鳳林鎮樂智社區據點（失智服務據點），進行社區宣導、失智症篩檢、體適能檢測等活動。

二〇一七年花蓮慈濟醫院成立花蓮第一家「失智共同照護中心」，積極投入高齡照護，失智篩檢，協助資源不足地區建置失智症社區服務點；再歷經兩年籌備，二〇一九年九月十二日「慈濟同心圓日照中心」啟用，提供失能或失智長者日間照顧，以及日照喘息、社區復能等服務。

無論是在輕安居、樂智社區服務據點，還是日照中心，慈濟七家院區都量力投入，不但每位長者的健康能獲得完整的評估與照護，還提供營養滿分的健康素食餐點；照服員、護理師、中西醫與復健科醫師也因為長期陪伴長者們，和家屬建立了溫馨而密切的互動關係。醫護、長者、家屬三方互聯後，更能理解失智長者的心理狀態，還有想說出口卻因認知功能退化而無法表達的感受，讓長者獲得身、心、靈三方面兼顧的全人醫療照護。

老化是人類無法避免的自然法則，每個人都得面對與學習。本書透過一篇篇真實的互動，讓讀者更理解失智長者的病症樣態，也順道學習與失智長者互動的技巧。感恩視病如親的護理師與照服員們，用愛護自家長輩的心情，陪伴家屬走過失智照顧的挫折低潮，以樂觀態度，重建家庭和樂。謹以感恩心，樂為之序，並推薦予諸位讀者們，感恩！

（本文作者為慈濟醫療法人執行長）

【推薦序】

守護失智病友 專業、人文、創研齊精進

林欣榮

失智症（Dementia）是一種疾病現象，而不是正常的老化，許多人以為人老了都是這樣的，因而忽略了就醫的重要性。

當腦子裏記憶功能的細胞老化、迴路的傳導變慢，細胞儲存知識的能力就會愈來愈小；另外，記憶迴路的傳導速度變慢，細胞與細胞之間電與化學傳導物質生「鏽」了，就是我們常說堆積在大腦的β類澱粉蛋白質（Amyloid Beta, Aβ），記憶、認知功能逐漸受影響，漸漸就失去記憶了。

所以，失智症的症狀不單只是記憶力減退，還會影響到其他認知功能，包括語言能力、空間感、計算力、判斷力、抽象思考能力、注意力等各方面的功能退化，同時可能出現干擾行為、個性改變、妄想或幻覺等症狀，這些症狀的

嚴重程度足以影響其人際關係與工作能力。

有人四十歲以前就發作失智症，大部分跟基因有關係；一般來說，細胞老化和年紀有關；當然有的人是基因再加上年紀，若再加上飲食因素，失智問題與症狀就會更嚴重。

我們最常見的基因載脂蛋白（APOE）是阿茲海默症主要遺傳危險因子，雖然載脂蛋白會增強β類澱粉蛋白質的降解，但特定的載脂蛋白異構體如第四型（APOE4）的反應效果較差，易導致多餘的Aβ在大腦中累積。β類澱粉蛋白質愈多，大腦細胞就容易結塊、結成斑點，除了漏電也容易死亡，而這些儲存記憶的細胞死亡，就什麼也記不起來了。

如何減少大腦鏽斑的發生，於是開啟新藥的發展，科學家發現γ蛋白促酶，促進產生更多Aβ，如何抑制γ蛋白促酶的活性，我們一直在發展的當歸西藥，不但可以降低這促酶活性，也可以影響到APOE4的基因表現少一點。最近，證嚴上人指導研發而成的「淨斯本草飲」，經細胞及動物實驗等基礎研究結果，也顯示具抗失智及巴金森的作用。

新藥之外，還有抗體可用，抗體會和鏽斑結合，細胞就會清除掉鏽斑。再來就是補充幹細胞，幹細胞中有可減少興奮性傳導物質麩胺酸（glutamate）作用在神經細胞上，這就是細胞療法，目前醫界想的就是從萬能幹細胞（iPS）分化培養麩胺酸的神經元細胞，然後移植到大腦去重建記憶迴路、學習、恢復迴路，細胞療法講求精準，挑戰性高。

花蓮慈濟醫院除了努力在新藥研發上，希望為失智症病人尋找良方，為了提升照顧失智症病人的醫療及生活品質，在在一九九八年七月成立輕安居，大門上的對聯「輕膚慰大愛相為伴，安居樂感恩共一堂」就是我們的目標。二十多年來，陪伴無數失智長者走過人生後段的歲月。

輕安居日間照護，結合精神醫學部、護理部、家庭醫學科、中醫科、復健科、營養科、社會服務室等跨團隊照護，依照失智長輩喜好不同，需要的認知刺激也不一樣，設計生命故事回顧、園藝治療、娃娃治療、客製化健康檢查、老幼共學……等多元課程，安排長者治療以及強化長者的活動能力，並定期舉辦家屬座談，提供最新的相關資訊。

多年來致力於提升失智長者最好的照護品質，隨著失智共照中心成立，醫療團隊也將輕安居瑞智學堂模式導入社區據點、失智據點。二〇一九年九月，慈濟同心圓日間照顧中心成立，是為銜接居家及機構轉銜站，結合慈濟志工陪伴與專業照顧團隊，延續並精進輕安居日間照顧主題課程，專為長者設計的開闊舒緩身心療癒的日間照顧中心。

這本新書是經由該中心主任張幸齡與團隊的口述，希望藉由十九篇病友故事，讓社會大眾更認識失智症，了解病人的症狀，以及家屬在陪伴失智症家人所面臨的問題。照護團隊和家屬之間也有一本「聯絡簿」，雙方在彼此信任的基礎上建立合作的關係。

無論是在醫院的輕安居，或者在院外的同心圓日照中心，我們期盼專業的醫療照顧，可以滿足失智症病友在身心靈上的需求，而我們累積二十多年的經驗，已贏得病友與家屬的信賴與肯定；同時經由日間照護，不僅減輕家屬的照護壓力，也達到提升失智病友的生活品質與生命價值。

（本文作者為花蓮慈濟醫院院長）

我的阿嬤不見了

一九八九年，我進入臺大醫院精神科病房工作，開始了護理職涯。任職第二年時，家裏發生一件大事——阿嬤突然走失，整個家族出動尋找，我請了假，和家人一同尋找。

阿嬤老家在竹山國中對面，平常到教堂裏幫忙煮飯；她手藝很好，會做饅頭、包子。在那個經濟普遍窮困的年代，一個熱騰騰的大白饅頭配上花生米，已是餐桌上一大享受。

阿嬤除了到教堂幫煮飯，也會在家門前賣包子、饅頭和枝仔冰；她心地很好，如果遇到經濟不好的學童，就免費招待。從我有記憶以來，去阿嬤家總會看到很多小朋友開心地圍著她，人手一支枝仔冰，滿室笑聲。

最早察覺阿嬤異狀的是舅媽。她半夜被很大的洗鍋聲吵醒，早上一看餐桌，全部都是包子、饅頭，是阿嬤準備要拿出去賣的。

過了一陣子，舅媽看到沙發上有大便，質問阿嬤。阿嬤回答說，不知道外面的流浪狗進來，會把門窗關好一點。除此，已經洗過的衣服，阿嬤又會再洗一次。

舅媽漸漸懷疑阿嬤，兩人開始對立，經常爭吵，舅媽大叫：「你是不是嫌我哪裏做不對？可以講啊！在沙發上大便，用這種方法糟蹋人？」阿嬤生氣不說話。

那天中午阿嬤外出，到了傍晚還沒回家吃飯。舅媽以為阿嬤只是一時負氣離家，所以也不在意，完全沒說。沒想到晚上九點過後，仍不見阿嬤回來，舅媽急了，哭著要大家出去找。

九天九夜後，有人到橋下釣魚，驚覺溪底下有具屍體，原來就是阿嬤，被溪旁芒草堆遮住。

辦完阿嬤後事，我繼續在臺大醫院精神科病房服務。四年後，主管邀我一起到彰化秀傳醫院創立精神科急性病房、日間病房，並擔任護理長。

當時考量在臺中的爸媽已慢慢步入中晚年，而姊弟都已結婚、居住外地；彰化離臺中不遠，我回家跟爸媽住且可就近工作，倒也不錯，就答應了。

二〇〇一年，我來到花蓮慈濟醫院服務，後來接任輕安居護理長。一開始，我不太清楚「輕安居」是什麼單位？旋即意識到是「護理之家兼日間照顧中心」。我想，院方可能是因我有精神科和高齡醫學科的照護經驗，而有此調動。接手後，接二連三受到震撼教育，促使我展開一連串全新的學習。

有一天，交通車送長者回去，結果護佐來找我：「阿長，家屬在急診，怒氣沖沖地說，叫你們單位主管來跟我解釋清楚，怎麼搭個車就讓我媽媽撞到？」

問明原委，得知是因為道路修整，路面顛簸，致使長者碰撞到頭。家屬認為是醫院重大疏失，「她一回家就說頭痛，如果晚上吵鬧，你要來我家顧嗎？

你要嗎？會嗎？」急診室醫師為長者做了檢查，確定沒有問題。

旁人或許認為：這家屬怎麼這樣？有這麼嚴重嗎？

如果是我的家人受傷，我也會很著急；看到家屬情緒爆炸，我能同理。那位年輕的醫師比我更有耐心，一直解釋：「確定沒外傷，檢查一切正常。」先同理，再處理，最後家屬默默離去。

鎖匠神偷阿伯

輕安居為了長者安全，門鎖都換成最新式，門鎖上的插銷相當牢固，因此並未拆除。但是，有一天我們發現：插銷不見了。

插銷不見了，更詭異的是門上基座還在。我們想破腦袋也不明白：怎樣可以不拆基座，而把插銷拿走？找了工務單位來看，他們也嘖嘖稱奇，不明所以。

立刻清點，連抽屜裏備用鎖扣在內，算下來應該有十幾個插銷全部遺失。

到底怎麼遺失的？有沒有可能是長者拆掉？又為何只拿鎖的插銷？他哪來的工具？如果要破壞鎖，基座四個螺絲拆掉不是比較省事，為何只偷插銷？為何連備用的鎖扣，也只偷走插銷不拿基座？擺明了不想讓我們裝鎖。

我向來對環境安全非常重視。當時雖不清楚「失智症」，但多年精神科照護經驗，讓我警覺心一起：「要預防有人偷了插銷後吞下肚。」以我個人認知，失竊的結果比失竊本身更危險。

馬上調查所有長者的背景，原來其中一位是鎖匠。我合理懷疑是他拿的，但不確定。一位資深護佐說，小偷只要一根髮夾就可以開門，鎖匠也行。這下確定了，只差證實。

問題來了：怎麼證實？

輕安居場地的設置，長者的包包集中在一個有分層的大木櫃裏，我提議每個手提袋「檢查」一下。護佐期期以為不可：「你說搜查？人家的東西怎能說搜就搜？」

我說：「有理，不能搜查。但以精神科角度來看，這叫安全檢查。」我請同仁們分兩組，立刻檢查。同仁覺得合理，於是我們悄悄地打開櫃子，一個一個包包全拿出來，果然，十幾支插銷全部在鎖匠阿伯的包包裏。

同仁怕鎖匠神偷阿伯再犯，都說：「阿長，你要去問他。」我說不行問，靜靜放回去就好。

此事件後，我對環境看顧與長者安全更加重視。

後來寫聯絡簿，請家屬注意；同步填了修繕單，請總務幫忙。我不能跟他的家屬說什麼，也不能說他拆鎖，或是要他負什麼責任。只是跟家屬講，插銷放在包包裏，其實也滿危險的。沒想到家屬很淡然，笑著說：「我不知我爸這麼厲害，他不止是鎖匠，他以前開鎖店。」

看來正常卻失智

鎖事件之後又發生碗事件。某天早上，家屬來跟我道歉，原來他在長者的包包裏發現一堆碗。我算了一下：一個、兩個……一共三十個，不禁啞然失笑，因為我完全沒發現碗不見了。忍不住想：鎖不見，碗不見，接下來要弄丟什麼？不會是人吧？

這就是為什麼思想永遠要正向，不要有預設立場，因為我還真的把長者弄丟了。

那天帶著十個長者出去散步，十個志工陪伴，一對一。也不過就是隔一個車道的靜思堂廣場，不到一百公尺。回來的時候，兩個長者不見了。這樣都能弄丟人，想起來真丟人。

輕安居在醫院的三樓，從一樓走回三樓時，有兩位長者在二樓自行轉彎，志工一時疏忽，沒留神。後來是其他科護理師看到長者身上的識別證，幫忙把人送回來。

我開始對失智長者的行為產生好奇。雖然失智症屬於精神科疾病，但被偷妄想、被害妄想，又和精神科病人不一樣。照護失智長者是另一種層面的難度與細膩，他們有的思路清明，說話邏輯清晰，做事條理分明，幾乎與正常人一模一樣。

有一位阿公，每次中午吃飯時間一到，就搬一張椅子，坐在冰箱旁邊吃。我剛開始很好奇，故意問他為什麼？他說一個人吃比較自在。我說：「您可以坐在桌子旁啊！」他說：「不用，在這裏吃，上半身可以斜靠在冰箱上。」我一想也有理，就不再堅持。

某日，我看見他東張西望，確定沒有人注意時，才神祕兮兮地站上椅子，小心翼翼地從冰箱頂端拿下一罐肉醬，加到飯裏。

慈院自啟業以來就是供應素食，他吃不慣，自行加菜，偷藏一罐肉醬，還知道不能放冰箱裏喔，放冰箱頂端，用布蓋著才安全。

有些失智長者算計之深、謀慮之細，實非我所能及，照顧上還要再特別注意。但讓我感觸更深的是：這裏的長者和我阿嬤的行為很類似。我當時完全沒想到阿嬤已經失智了，接任輕安居護理長之後，慢慢回想，其實舅媽要跟阿嬤相處真的不容易。尤其是阿嬤走失，發生悲劇，全家族都怪她，覺得她沒有顧好；現在自己照顧失智長者，覺得那樣的責怪，其實對舅媽很不公平；而我也心懷對阿嬤未能善盡一分孝道，而祈願能在輕安居善盡職責。

不是偶一為之

一開始到輕安居當主管，護佐年紀幾乎都比我大。除了外來的震撼教育，我也面臨內部管理問題：第一，照服員對我；第二，照服員之間；第三，照服員對失智長者與家屬。

我發現這些護佐阿姨很習慣跟我說一句話：「照我們以前怎樣怎樣做就好啦，何必這麼累。」

有位長者的包包遺失，我想，他們整天都在裏面，包包一定是在輕安居，於是展開環境大檢查。

找到了，在冰箱下面的冷藏室，還有尿布！

為何包包會放到冷藏室？我也想不通。問護佐：「你們都比我資深，這些年來有沒有發生過？」她們你看我我看你，最後說：「原子筆、餐具，只要你想得到的，冰箱裏都找得到。」

我再問：「之前是怎麼做的？」她們說：「拿出來就好了。」

我說：「沒那麼簡單，如果拿出來就可以解決，那就不是問題。你這次拿出來，他下次還是放冰箱，那不是偶一為之，那是他的行為模式。」

我堅持要找出原因、弄明白：為何長者會這樣做？

「阿長，你這樣會把自己累死。」護佐語帶同情。

我當時負責三個病房，常常因為輕安居的突發狀況，被護佐叫來叫去，弄得不知道下一刻阿公、阿嬤又會施展什麼招數來考驗我們？雖然護佐在輕安居的資歷與年紀都比我大，但我還是決心要接受挑戰，自我磨練並學習如何帶領她們去面對失智症的精神行為問題。

於是我們開始想：如何讓長者不要亂放包包？我說：「他們亂放，是因為他的包包沒地方放，當包包有重要東西，長者就想要藏在一個不會一下子就被別人發現的地方。」

我找來病房的鐵質工作車，買了很多S型鐵勾，長者來的時候把包包通通掛上去，全部放好就推到護理站，不會有人跑進去拿。可是這樣一來又產生一個問題——有的長者一下說要拿衛生紙，一下說要拿藥，想要拿東西很不方便。

再度改進，變成一個長者一個置物櫃，上面標號，長者只要記住自己的號碼即可，但還是大亂。這過程慢慢讓我們知道：失智長者的空間概念變差，當他們記錯號碼時，發現有人放東西，就會把裏面清空，改放自己的，因此常常會出現爭執。再一次改進，在櫃子外標上大頭照。雖然偶爾還是有人放錯，但是爭執明顯減少。

邊學邊做邊改

就這樣邊學邊做，邊做邊改，找資料、看書，重新調整以前的做法，但問題還是很多。我領悟到輕安居不能用精神科的管理方式。精神科病人如果情緒太躁動，醫師可能會綁約束帶或打針，但失智長者可不能這樣。所以，我開始跟同仁們一起從書中找答案，研究什麼是失智症。

帶一群國中畢業的護佐阿姨很辛苦，但我向來就是不怕辛苦。她們很多曾被長者拿拖鞋追著跑，所以一定比我更想了解失智症。

長者午睡時間，我和護佐阿姨一起讀書，開始了輕安居的小型讀書會。一邊看顧長者一邊讀書，一邊讀書一邊請大家想：我現在照顧的長者有誰和書中寫的一樣？書上寫的被偷妄想、嫉妒妄想、重複問話、遊走、固著等問題，全都是我們的照護日常。我們討論著如何改變照顧方式，一起努力，邊改邊做，邊做邊學。

我又發現這些護佐阿姨們很習慣計較。如果長者如廁留下汙穢，四點下班的就很快走，留給六點上班的去洗。六點上班的跟我抱怨，為何故意留給他們洗？四點的解釋：有啊，我有帶他去上廁所，他又拉下去，我有什麼辦法？我又不能控制他拉不拉。

於是我請她們記錄，先上班的做哪些事，第二班的又做了什麼，就是工作日誌的概念。這樣記錄一個星期，我再仔細分析：哪些事是照服員的工作，哪些不是，什麼可以簡化，效率就出來了；再跟她們討論了好幾次，之後把每個班排定工作，結構就出來了。我使出魄力，全部轉變，她們才能接受「不計較、不比較」的工作理念。

漸漸上軌道之後，我發現有的長者直接把照服員當佣人。因為他們家屬也認為「交給你就好」，所以照服員很困擾：「明明說好四點來接，為何拖到六點？」我剛到輕安居的時候，護佐阿姨跟家屬隱隱約約有一些敵對的況味，我認為必須立刻改善。

改善的方法是：與家屬建立信任感。

經常，聯絡簿後面放健保卡，長者回去自己拿起來，家屬找不到就說我們沒給；長者早上來吵著要吃早餐，實際上家屬有準備……諸如此類，照顧關係是不和諧的，唯有耐心調解。

我開始跟同仁說，其實我們跟家屬面臨同樣的問題，所以不要質疑家屬。

你們可以用精神科的溝通技巧、會談技巧去和家屬談，你相信他，他也不懷疑你，一步一步把信任感建立起來。

開會時，我請照服員角色演練，兩人一組，互動不當，立即指正。沒想到她們馬上反彈：「這樣講也錯、那樣講不夠圓融，那我都不說話。以後這種情況，你自己去跟家屬說。」

我還是耐著性子教育：「你們也要自己學習，做些調整、改變。你覺得困難，我也不輕鬆，如果要等到我去面對家屬，就好像家屬跟我們告狀了。這樣對醫院形象好嗎？如果有照護糾紛，家屬還是會找你的。」

她們反彈更大了：「我要不是為了這份薪水，早就不做了。」我還是耐著性子教育：「為生活而工作，那是痛苦的；為工作而生活，把工作當成人生價值與目標，你才會樂在其中。我們彼此都在摸索，需要建立一些共識。」

「可是，我們以前就沒想那麼多啊，還不是每天過得下去。」

我不管，等一下，我怎麼可能不管，我是主管，當然要管。「你們之前怎麼做，那是之前。現在我來了，我們一起努力解決問題。如果透過改變，我們可以更好，那，為何不改變？」

「這樣失智長者輕鬆、家屬放心，你們也好過，我壓力也小一些。一起創造四贏。從對立到四贏，很重要。好嗎？」

她們真的慢慢改變，對彼此，對我，也對家屬：一個、兩個，一次、兩次，一個月、兩個月下來，他們很快發現長者漸漸沒那麼躁動，家屬態度明顯和諧不少，改善很大，於是自己也做更大調整，形成良性循環。

看顧不等於照護

解決了內部管理，團隊向心力起來了，對外照護就進步很大、很快。

我們發現其實失智長者某些狀態沒有想像的那麼差，但因為長者會遊走、有精神行為問題，所以我們以前是「顧」，就是請他乖乖坐著。長者來到輕安居，就是客廳區走到活動區，頂多到廁所；然後又從活動區回客廳區，這是移動路線，很固定很安全，但深入一點想：那只是「顧」，「看」顧，看著他安全移動而已，沒有理解失智症該怎麼照護。

怎麼照護？要用失智長者和其家屬的角度去照護。

以常見的「固著行為（Stereotypic Behavior）」來說，他吃飯一定要坐這，我們要記好，不要被其他長者占去。有的長者習慣用湯匙、有的堅持以筷子吃，於是照服員桌上放一張紙，紙上畫湯匙或筷子。如果是我，吃飯前看到桌上有這樣標註，胃口已經減半；但照服員認為這是提供給志工看的，才知道不會發錯種類，因為若發錯了，長者會生氣。

此外，有護佐為了避免長者吃飯時，飯菜掉在桌上和地上，就把圍兜兜壓在桌墊下。我不認同，說：「你確定用這種方式？你只解決你的問題，可是長者沒有吃的喜悅。」我提醒她，「你只是站在你的立場去解決，沒有以長者的角度去設想；你只是方便你好做事，完全忽略被照顧者的心情。」

「你應該訓練他不掉飯粒，訓練他的大腦，活躍他的手腳。」我再次強調：「如果你是家屬，看到圍兜兜，不說長者本人排斥，家屬觀感也一定不佳，認為他在家裏掉得滿地都沒用圍兜兜，為何來這裏要用？如果我是被照顧者，我也不要這樣；我是家屬，我更不希望這樣。」

最後我們拿一本本子，一桌一頁，長者名字、湯匙筷子，標記清楚。發餐志工照擺；圍兜兜一律不用，地板鋪報紙，長者吃完午休，立刻清掃乾淨，就解決了。

有些長者手無力，吃飯時間久；吃進去少，掉外面多；營養不足，體力不夠；長者挫折，家屬憂心。於是我們把湯匙加保麗龍用膠帶捆緊，這樣就很好握；再請總務同仁把鐵湯匙焊一個角度，弄彎一些，好就口；餐桌上我們鋪防滑墊，減少移動，著力更容易。

想得到一定做得到，做得到一定可以做得更好，就這樣慢慢進步。

有一次兩位長者爭執，照服員把其中一位坐輪椅者帶到空房間（輕安居以前是病房，後面很多空房間可用），然後自己出來。

我不太能接受這樣的照顧方式，說：「爭執是結果，於是你處理；這樣你會永遠都在處理結果。如果你今天生氣，被推進去，你會很孤單，好像我們小時候做錯事，被叫到角落罰站。」

「你要去了解爭執的原因，想辦法避免。這些照護技巧學起來，以後就是自己的，護理能量就是這樣累積的，日後會很強大，幫你解決很多問題。」

慢慢進步，強化結構。對於活動，我們磨出一個分工模式：一個帶活動，一個當助教協助，一個負責長者如廁問題，一個寫記錄，這樣剛好。

以前帶活動，長者只要覺得無聊，起身，離座，開始逛大街。帶活動的人只好去處理，活動沒人帶，現場亂成一團。團隊分工改變後，減少空轉，避免耗損，如此一來，照服員的執行面更有效率。

就這樣摸索一年，有問題就解決，有課程就去上，多聽多學，有一點點成就感。常常聽到照服員下班前很高興地跑來跟我說：「我贏了。」

我問她贏什麼，如此開心？她說：「今天長者沒有凶我。」

二十年前，照服員的地位不受重視，工作辛苦，這幾年政府推動「長期照護（簡稱長照）」，照服員很重要。

失智不等於自然老化

我又想起我阿嬤。那時候如果早一點知道阿嬤是失智症，而不是認為她記憶力變差只是年紀大的自然現象，錯過了早期發現及診斷的機會，我也不會如此深深自責與遺憾。

二〇一七年，為配合衛生福利部的失智照護服務計畫，慈院成立失智共同照護中心，是為花蓮縣第一家失智共同照護中心，我成為中心主任；二〇一九年，我再接任花蓮慈濟同心圓日間照顧中心主任，在輕安居服務十六年後走入社區，積極投入高齡照護，做失智篩檢。

近年來，醫界對於失智症的治療有許多重要的突破與進展，因此我希望幫助有失智者的家庭，讓專業醫護團隊及早介入。早期診斷可使照護者了解患者病程的演變，對患者狀況的發展有更多掌握；減少家庭照護壓力，避免家人遺憾。

（慈濟同心圓日間照顧中心主任張幸齡口述）

從輕安居到同心圓日照中心

鑑於花東地區長期照護資源不足，缺乏照護機構，花蓮慈濟醫院於一九九八年七月十九日設置病房，提供失智長者日間照護，取名為「輕安居」。期許長者能得到適切的醫療照護，以滿足其身、心、靈方面各項需求，減輕家屬照護負荷，提升失智長者生活品質與生命價值。

輕安居入住條件為：精神科或神經科醫師診斷符合輕、中度失智症患者，與家屬同住，且巴氏量表分數四十分以上，內外科病情穩定。除了餐點與交通費，領有診斷為失智症的重大傷病卡或殘障手冊者，醫療費用由全民健保提供；若有非健保給付範圍內的醫療處置、器材或治療費才需額外自費。

二〇一五年九月二十一日慈濟開始承辦「衛生福利部樂智據點計

畫」，設置於鳳林靜思堂內。提供失智者社區個案管理服務，辦理社區失智照護人才培育及公共識能教育、輔導，是為社區失智據點。

為進一步連結慈善、醫療與社區資源，並提供失能或失智長者日間照顧，以及日照喘息、社區復能等服務，二〇一九年九月十二日「慈濟同心圓日間照顧中心」啟用，期待以高齡醫學為基礎，布建長照體系，提供在地長者自家般的溫馨場所，落實「在地老化」，同時提升花東地區長者照顧的能量。

同心圓日照中心服務對象，主要是未滿六十歲失能身心障礙者、五十歲以上失智症者、五十五歲以上失能原住民、六十五歲以上失能老人。若未具長期照顧服務請領資格者，須全額自費；符合長照請領資格者，得減免費用。

母子難題

阿嬤來輕安居時剛過九十大壽，每天都是兒子送她來。她穿改良式漢服，或是中式玉扣斜襟改良旗袍，端莊嫻淑，古典優雅。

話不多，輕聲細語，人很客氣，是一位很配合的長者，不太需要特別關注。她，無論是做活動、領材料或排隊做復健，都讓別人先，自己最後一個。下午四點一到，她就乖乖坐著，規規矩矩地等兒子來接。

別人像跑馬燈一樣在她面前走來走去，但她不吵不鬧，像一尊「望兒石」，彷彿世界是以她為中心在轉，形成一個非常奇特的畫面。這樣的失智長輩，我們其實不太容易理解她的實際狀況，反而更不能掉以輕心。

阿嬤跟兒子住，晚上回到家，會有很多被害妄想、嫉妒妄想：總覺得有人偷她錢、有人想殺她、丈夫有外遇，諸如此類；有一次兒子開車，經過隧道，阿嬤忽然開口：「你知道嗎？你剛剛撞到一個小女孩。」

兒子早就習以為常，當然不是撞人的部分，他知道媽媽又在幻想，所以完全不介意，至少媽媽願意去輕安居，這樣子他才可以安心去工作。

他是公司董事長，每隔一段時間必須到香港或日本出差一星期，這段期間就由妹妹接手照顧母親。而且妹妹會提前回來，跟哥哥重疊兩天，因為阿嬤會忘記來的人是她女兒。

她哭著要回家辦喪事

有一天午睡後，阿嬤哭得很傷心，邊哭邊走到門口，要衝出去。

「阿嬤，你怎麼了？」

「趕快放我出去，我兒子和丈夫都死了，我要立刻回去辦喪事。不然我婆婆會罵我、打我。我要回家，快放我出去！」

我們覺得奇怪，平常安靜溫柔的奶奶，怎麼突然歇斯底里、大吼大哭？輪番上陣，一直安撫：「兒子在出差啊，很安全」、「沒事沒事，下午的活動要開始了」、「兒子沒事，待會兒四點，女兒來接你，一定也是說兒子沒事。」

阿嬤還是狂哭，哭得非常真實，要不是我們知道他兒子出差中，任誰都會信以為真。阿嬤完全不理會我們的解釋，一直敲門，一直敲門，愈哭愈傷心。

雖然阿嬤沒有職員證，無法刷卡出去，我們還是守在門口，因為她很用力地拍玻璃門，我們怕她受傷，也怕她傷到別人，緊緊拉住她。

她看著門外人來人往，大叫說：「你不讓我回去辦喪事，你看，外面那些人就是來抓我回去的！」

我想，這樣攔住她也不是辦法，只能打電話給他兒子，請他和媽媽說說話。兒子沒接電話。糟糕，這下換我急了！

「怎麼辦？怎麼辦？」

輕安居是醫療型的照顧中心，這時候可以做的事要先做。我拿起電話，請醫師過來，並交代同仁：「安全第一，一定要有人擋在門口，如果她還是要拉門，你們護著，最起碼她不會受傷。」

再度打電話給她兒子，還是沒接。

沒想到，我這個動作刺激到阿嬤。她又衝向門，力道更猛，打算直接用身體撞開玻璃門。四位同仁形成人牆，阿嬤往左，人牆就左移，阿嬤往右跨一步，沒想到是假動作，突然又往左跳，四位同仁應變不及，兩人往左，兩人向右，中間出現空隙，阿嬤立刻鑽過去。

這時候門竟然開了。阿嬤撞上去，「砰」好大一聲，所有人嚇了一跳。撞到醫師。

比綁約束帶更好的方法

醫師來了，不用看第二眼，直接對我說：「要綁約束帶，或打鎮定劑，你決定。」

「好殘忍喔！」我說，「她只是想兒子，應該還不需要打鎮定劑或綁約束帶。不然這樣吧，你先等我一下，我再試試打給她兒子。」醫師說：「要快點喔，她情緒起伏這麼大，我擔心她會有突發激烈行為，傷到自己。」

終於通了。我趕緊告訴兒子，先安撫阿嬤。電話遞給阿嬤，「兒子來了，阿嬤，他要跟你說話呢！」

有了手機視訊畫面，阿嬤願意回到沙發區坐下，我一顆心正要放下，阿嬤忽然大叫：「啊啊，你真的死了！我聽不到你聲音。」

我接過電話，原來兒子開會中，無法大聲說話。我請兒子先離開辦公室，到走廊正常說話，讓阿嬤放心。

阿嬤聽了一陣，說：「你不是死了，怎麼還能說話？」讓我們哭笑不得。

終於安靜下來，同仁鬆了一口氣，說：「還好現在電話可以視訊，要是早個幾年沒有智慧型手機，無法視訊怎麼辦？」

這就是為什麼思想永遠要正向，不要有預設立場。不到三分鐘，阿嬤又哭了：「我丈夫死了，我還是要回去辦喪事。」

她丈夫往生二十年，如何能視訊？

有位年輕同仁熟悉手機軟體，建議兒子提供父親照片，用軟體後製，嘴巴可動，再配音，讓照片動起來，彷彿說話。

我認為不妥，也太慢，更何況大有可能無效，於是我對阿嬤說：「你要回去辦喪事，那好，我等一下幫你叫車，你先到桌子旁邊坐下，把要買的東西寫下來。」

阿嬤很認真在寫。我知道乘機轉移已發揮第一步功效。阿嬤安定下來，因為她想做的事有在處理。

通常我們午休結束，放音樂，準備接下來的暖身活動。另一位與阿嬤較熟的長輩跑來問她：「哎呦，你今天怎麼沒午睡了？」

這突然一問，阿嬤停了下來，抬頭，欲言又止。雖沒說話，但表情似乎是反問：「對啊，接下來是體操時間。」

我知道二次轉移發生了，機不可失，就跟照服員說：「快快快，時空背景已經轉到現在，她一定會參加活動，帶過去跟大家一起……」

四點多，女兒來接，阿嬤要回去前，追著我要手機，又想跟她兒子說話。我打給她兒子，錄了幾段畫面，找了衛教用的平版，存在裏面，交給女兒說：「她回去如果有問，你再打開給她看；如果沒有問，就當做沒有這件事情。」

戰戰兢兢，如履薄冰，從家庭聯絡簿記載看來，還好之後阿嬤很平靜，直到兒子返回花蓮。

懷舊治療視人而定

之後個案檢討，我跟照服員說，失智是遠期記憶力很好，雖然有些時候我們會覺得懷舊治療有效，可是，如果對於長輩來說這個懷舊是不好的、痛苦的，那就不要懷舊了，因為只會引發她的痛苦，只會讓她更不安。

兒子問我：「白天在你們這裏很正常，為什麼回去後一直出現妄想？」

阿嬤是童養媳，四歲來到富商家裏，長大後就嫁給富商的長子。我告訴兒子：「你試著想想媽媽的成長過程跟背景，就比較能夠善解，為什麼她回家後面對一些狀況，會有情緒起伏。」

「對！晚上回家，吃飯時，媽媽都會說，你自己先吃。」

「在那個年代，全家吃飯時，媳婦是站著的，等全家吃完，才能坐下。她在輕安居常常跟工作人員說，不行，婆婆會責罵。」但她婆婆早在二十多年前就過世了。

阿嬷也許在年輕時受到一些創傷，現在年老了跟兒子同住，從輕安居回去後會出現不穩定狀態，因為兒子是她的情緒出口。

我跟兒子提到，「其實媽媽很難得，白天都很配合。她看到你，會想起婆婆，怕因為你而被婆婆罵；她想起婆婆，畏懼的情緒會投在你身上。」這就是家屬跟長輩之間的情感糾結，有些會很強烈。

兒子說：「原來我在媽媽的生命裏，是很重要的人。但我還是心疼，媽媽以前那麼辛苦，會想讓她少做一些事。」

「但那不是媽媽想要的，反而會讓她更焦慮了。」我說，「其實長者背後都有很多故事，每一位長輩來輕安居之後，我會儘可能去問他們年輕時做什麼？本來住在哪裏、生活狀況等。你對他了解的時候，才能站在他的立場，去同理他的需求。」

兒子又說：「以前我們那種大家族，表面很富裕，但精神壓力很大。爸爸很威嚴，過度權威，無法談心，我們被期待很高。爸爸娶小老婆，小老婆地位比我媽高，因為媽媽是童養媳，從小不受重視，被認為很低賤。我真是意不能平，我不是自卑，我是為媽媽不平，她受那麼多苦。明明那些造成她痛苦的人都走了，為什麼還要這樣折磨自己？」

「有時如果你認真去跟媽媽探討，反而會把她以前的傷痛帶出來。」

「請問這真的是生病了？」兒子認真問。

從學理來說叫做「失智」，但對兒子而言，他聽到都是媽媽記得以前那些陳年舊事，到底是現在發生，還是以前發生，媽媽有時也不清楚；如果不去探討，放任媽媽，有時媽媽的行為言語無法控制，對家屬其實也很折磨。

對照顧者而言，我們常常要在「同理」跟「同情」兩邊拿捏好。過度同情，會把情緒一直投入，有時晚上睡前，還在想白天這個阿公怎麼會這樣？那個阿嬤怎麼會那樣？

阿嬤已九十歲，因為老化而無力自己洗澡，但死也不給兒子洗。七十歲的兒子問：「如果她在家又不平靜，我該怎麼做？」

「換個方式，她如果想做事，讓她做；她想煮飯就讓她煮，她需要洗衣服就讓她洗，因為在她眼中，不覺得你是兒子，是她丈夫。你說投射也好，轉移也行，她就是無法接受你幫她做那些事情。你一禁止她，她會很急，也會很氣，對立就出來了，衝突也會增多，這是我們要避免的。」

（慈濟同心圓日間照顧中心主任張幸齡口述）

輕安居的家庭聯絡簿

家人上班期間，把失智長者送來「老人學校」輕安居，下班再接回家，享受天倫之樂。老人家就像每天要去上學的小朋友，護理人員就像學校的老師，「聯絡簿」就成為同仁與家人溝通的橋梁。

失智症是因腦部病變造成的疾病。臨床症狀表現是以記憶力減退為主的認知功能障礙，病程進展緩慢，且伴隨妄想、幻覺、錯認、睡眠障礙、重複動作、遊走和攻擊等異常精神行為障礙。由於失智症患者通常有口語表達能力的問題，一些常見的疾病或疼痛容易被忽略。

護理團隊貼心地為每個老人準備了一本聯絡簿，經過一再改良，內容含括：生命徵象、情緒變化、復健治療、娛樂活動項目，食欲、服藥、午休情形，解尿、解便等狀況，工作人員細心評估及實際監測下，能協助早期發現異常表徵，早期介入處理，使長者有更好的晚年生活品質。

對於聯絡簿的使用，家屬也回應，每天看到聯絡簿的內容，讓他們更清楚長者的狀況。輕安居護理團隊具體的記錄，家人即時的回覆，達到以病人為中心的充分關懷與照護；且有助於每週兩次的團隊會議，傳達家屬的第一手資訊給醫療團隊，避免傳話及轉述所造成的錯誤，達到病人安全的目標；能夠直接促進家屬、失智症長者、輕安居日間病房三者間的互動，讓三方關係更為緊密。

而藉由整體評估，護理師及照顧服務員更清楚照護每一位長者的重點，在護理衛教指導下，亦增加家屬對失智症的了解，增加失智症照護技能，無形當中提升照護品質；對於輪調的住院醫師而言，從中能提供個案持續性的變化，幫助醫療團體成員進行評估與決策。

帶爸爸一起上班

我六十一歲了，還在上班。

我不但上班，還帶九十八歲的爸爸跟我一起上班。

爸委屈，媽掉淚

一九二二年，爸爸出生於廣東梅縣。他十一歲時，到我曾祖父的中藥鋪去幫忙揀藥、抓藥；現今，我們有小感冒或媽媽過於操勞而有些病痛的時候，爸爸會熬煮簡單藥湯讓家人服用，效果不錯。

小小中藥鋪，卻是鄉親聯絡感情的好地方。每個月有一個固定時間，大概是月初或月中，親朋好友會去買東西。他們買中藥都是簽帳，也不用畫押，年底時再結帳，充分顯出那一代人的誠信與忠厚。

一九四五年，大陸局勢有些混亂，爸爸有幾次被抓去當兵，那時家裏頭還有點錢，所以趕緊把他贖回來。恰好祖父輩的遠房親戚到花蓮縣擔任官派縣長，在祖母的鼓勵與幫助下，一群親戚等了一個星期的船，舉家來臺灣，落腳花蓮。

日後，爸爸任職於鐵路局花蓮管理處總務課，擔任司事一職，負責公文文書業務，一做三十八年，直到退休。

我小時候常去爸爸的辦公室，因為我們住在宿舍，距離很近。辦公室是在舊車站旁的花蓮管理處，日式建築，充滿濃濃古意，我們這些小孩子喜歡去找爸爸，在裏面跑來跑去，開心極了。

到辦公室之前會經過鐵路站場，那裏非常熱鬧：維修車廂、清理內部、列車編組、暫留與調度，人員進進出出，貨物上上下下，很多工作人員為了搶時間，列車未停穩就跳上；到站的火車未完全靜止，也會提前跳下。

我小學五年級時，某一天下課，和幾位朋友學大人跳火車，跳了好幾班火車，玩得很過癮。

意猶未盡，決定三天後再去玩一次。

第三天晚上，大家都睡了，媽媽把我叫到客廳，問說：「你前幾天是不是跟幾個小孩在跳火車？」

我吞吞吐吐，不承認也不否認。媽媽又說：「你被一個鐵路局員工看到，跑去向高層告狀。你爸爸這輩子從來沒有這麼低聲下氣跟人道歉，為了你，他還是道歉了，你知道嗎？」說著說著，媽媽竟然哭了。她沒受過教育，吃了很多苦，但我從未見過她掉淚，她大概是心疼爸爸受這種委屈。

後來我才知道，我想錯了。媽媽接著說：「不要再去跳火車了，你受傷怎麼辦？你不要看火車速度好像很慢，你跳下來還是可能跌倒；而且，不要讓別人說，因為你爸爸在鐵路局上班，所以你可以這麼隨便。我不希望你受傷，別再去了。」爸爸沒有因為這件事罵我，甚至沒提過這件事，但爸爸不知道，我在心裏自責了好久。

高中時，我對電機與電子課程很有興趣；當兵時，是負責維修飛行員用的導航設備。那時只想趕快退伍，趕快去上班賺錢。

爸爸是公務員，希望我能提高學歷，增加競爭力。於是我一邊上班，一邊讀夜校，取得專科學歷。很多年後，我才從別人口中得知，我當兵時爸爸總是驕傲地跟別人說：「我兒子在軍中是負責精密儀器維修的，很棒！」傳到我耳裏，感覺滿好的，比他當面讚美我，感覺更好。

爸爸最大的優點是忠厚善良，熱心助人。他常幫同事值班，而且是值夜班。家人很不解，值夜班其實很累，但爸爸從不收同事的錢。他在還沒有結婚以前，中午還幫同事看守平交道，讓同事可以回去吃午飯。平時在辦公室時也是，如果有什麼要需要幫忙的，爸爸能幫就幫，有空就幫。

那時，我上班的公司開放員工認股，需要十萬元，我自己出三萬，爸爸借我七萬。孰料公司經營不善，只退我三萬。我不敢跟爸爸說，默默先還他錢，沒想到卻埋下日後爭執的導火線。

有一段時間，我常一大早陪爸爸去運動。他八十歲，四點出門，我三點鐘就要起床，所以會在前一晚九點半左右就睡。剛開始沒辦法那麼早入睡，翻來覆去，一小時醒來一次。好不容易習慣了，生理時鐘調整過來，每次陪爸爸健走半小時，邊走邊聊天，說舊事、看日出，從小到大難得有這樣的機會，我珍惜這屬於父子獨有的珍貴時光。

以前我常常陪他走到附近的教堂，那裏充滿回憶。爸爸信奉天主教，是忠實教友，受到他的影響，我們小時候常往那裏跑。教堂的週六、週日彌撒中，有我們家孩子喜悅的歌聲讚揚上主。我們也熱衷參與教堂設立的青年會，積極協助辦理耶誕夜的園遊會活動，也協助神父、修女宣揚主的福音「愛」，學習到互愛、互助。

沒想到，這樣走了兩個月後，爸爸受不了，說太累了，不走了。我不能勉強他，但更令我訝異的是，他體力下滑得很快，讓我更覺得不該順從他中斷運動。爸爸不知道，我因此在心裏懊惱了好久。

他懷疑，我生氣

爸爸九十歲時，心臟有了狀況，心跳每分鐘兩百下，有時只有四十下。在正常狀況下，心臟跳動的速率是每分鐘七十下。

爸爸堅持不裝心律調節器，毅力特強。他始終強調從年輕到老沒住過院，不裝就是不裝。我不能勉強他，但爸爸不知道，我在心裏擔憂了好久：他心跳四十，萬一跳著跳著不跳了，怎麼辦？

我是長子，下有兩個弟弟、四個妹妹，我積極負起照顧爸爸的責任。某天我經過吉安衛生所，看到門口張貼長照海報，走進去詢問，並說明爸爸狀況。

三天後，有專員到府，評估結果，爸爸是輕度失智。長照專員將爸爸的案例轉給門諾醫院個案管理師，介紹很多機構：國軍花蓮總醫院、衛福部花蓮醫院都有，我陪爸爸去看，他都不喜歡。

最後到了慈濟醫院同心圓日間照顧中心，爸爸很喜歡，因為非常寬敞。一開始，我擔心爸爸不習慣，問張幸齡主任，「我可不可以來陪爸爸幾天？」她說：「當然好啊！」

後來，爸爸適應極佳，因為有固定的各種活動，又有其他長者可以聊天，他滿開心的；晚上回家會一直跟我說交了哪個新朋友，或是有哪些趣味團康，我更放心了。

爸爸到同心圓三個月後，吞嚥能力變得比較差，吃東西常常嗆到。他又不聽話，常常狼吞虎嚥。我在一旁提醒他慢點，再慢點，一口一口吃，但他不聽。我知道他年紀大，肌肉萎縮退化，但嗆到會產生吸入性肺炎，所以我很注重這個問題。

又過了一個月，爸爸因為肺炎住院。但他很有主見，醫師來巡房時，還指示醫師要怎麼樣與他配合。我在一旁看了，又急又怕：急的是他怎麼可以這樣？醫師走了再對我說也不遲啊！怕的是醫師不高興，還好醫師只是笑笑，修養真好。

出院不久，九十八歲的爸爸又接受了水腦手術，希望能改善走路不穩、時常小碎步的情形。術後，爸爸走路確實輕鬆多了，雖然有些肌肉無力症狀，但他展現驚人毅力，一步一步地挺了過來。

爸爸歷經住院、檢查、手術、治療、恢復後，還若無其事地叫我去買他愛吃的食物，說是要吃平安的。我吃得比他更開心，他不知道，我在心中非常佩服他。

那段時間，我因為經常到同心圓陪爸爸，與張幸齡主任互動很多；她在社區據點推動「走動式關懷計畫」，並邀請我加入團隊。我萬萬想不到退休後竟然可以重回職場，可以和爸爸一起，還能照護花蓮長者，一舉三得，夢寐以求，於是欣然同意，為友善社區付出一分心力。

爸爸失智後，開始懷疑別人拿他的東西。弟弟曾寄了一些藥膏給他，可以舒緩關節疼痛。我幫他收好，他卻說我亂拿，我只好全部給他。但他用後忘了放哪兒，每次都說我拿走不給他。爸爸個性原本是很好的，但失智後全變了，我和他的關係也有點變了。

個性上最顯著的變化，是他變得很在意錢。我推測是因為過去，他以一個公務員微薄薪水要養活八口人，心裏沒有安全感所產生的補償作用。我跟弟弟、妹妹工作後，每個月給他錢，但他還是很在意錢有沒有進他的口袋，而且還不滿足。

過去，我曾向爸爸借錢買公司股票，爸爸說我沒還他，一直跟我要錢，更令我驚訝的是，他竟然說我從沒拿錢回家！

我以前薪水不是交給他，就是交給我媽，他說沒有，沒有收到。剛開始我覺得很納悶，後來我很氣，非常生氣。我是長子，不會去計較付多少生活費給家裏，只要爸媽弟妹好過一點。

我很省，從當兵開始就拿錢回家；退伍不久，爸爸要我考鐵路局，我把工作辭掉，專心讀書，用的也是自己僅有的一點錢；結婚費用也是我全額自付，但爸爸失智後卻責備我從不拿錢回家。

我自己沒有多少存款，講給爸爸聽，他覺得不可思議，不相信我。難道要我把存摺拿出來？父子還需要做到這樣嗎？

最讓我不能接受的，是媽媽有一次送爸爸來同心圓，叫我趕緊迴避，以免激怒爸爸。我在這裏上班，爸爸能在這兒，也是我找的，我居然還要迴避？爸爸不知道，我為這件事氣了好久，甚至有點排斥接近他。

爸爸是很傳統的華人，不會表達，不會把愛或關心掛在嘴邊，失智後只專注自己好不好。但他可以不理我，我不能不理他。我把之前的退休金留著，因為我有預感他的狀況，未來也許需要花很多錢，雖然我希望它永遠不要成真。

延續照護服務的心

二〇二〇年十月十九日，爸爸蒙主寵召，安息主懷。

告別式那天，張幸齡主任感性地回憶：「爺爺在日照中心常常會提醒我說：『主任啊！要吃飯喔！』還不時叮嚀說：『做氣功好，健身喔！』隨即停下來甩甩手，示範給我看。還有，他即使視力不好，但是上課、畫圖與寫字都超級超級認真，手工作品也不輸給其他長輩。」

爸爸去天國之後，我還是繼續留在同心圓工作，這裏有我和他最後的回憶。雖然我從未跟爸爸說我有多感激他，但我很慶幸身上流著他最好的血液：客家人的勤儉、天主教徒的互助互愛，以及最最重要的待人寬厚、熱心助人。所以我要帶著他身上最好的那一部分，繼續守護花蓮長者的健康。

雖他已不在我身邊，但我還是很想念他；一如他失智後，我依然非常非常地愛他。他知道！

（慈濟同心圓日間照顧中心組員口述）

綠色療癒力

有別於一般日照中心制式的室內設計，一走進慈濟同心圓日照中心園區，就能感受到自然療癒的場域，讓一般人或失能、失智者，可以透過尚好的知覺，去感受大自然中的美好。

即使因身體功能退化，耳朵仍可以聽見蟲鳴鳥叫聲，或是觸覺、感覺等都是不一樣感知環境的知覺體驗，在體驗大自然的同時，也能喚醒遺忘的可用知覺。

日照中心的長者，閒暇時可到園區漫步、種花草、澆水施肥照料植物及採收花草泡製養生茶飲；中心內的多功能活動區、復健運動區、客廳休閒區及餐食區，有貼心的防滑地板、無障礙浴廁設計，整體空間明亮且舒適；還結合慈濟志工「DIY創意餐食」，讓長者想吃什麼點心，就一起動手做，藉此延續長者的認知功能。

為長輩營造有溫度的照顧，有家、有植物芬多精的味道，以及無障礙、安全友善的空間。

日照中心更引進花蓮慈濟醫院資源，設有專職的護理師、照服員以及慈濟志工，每天為長者進行身體健康生理量測，上傳至雲端系統，兼顧長者慢性病管理。復健與職能治療師也為失智、失能長輩規畫身體活動方案及認知促進活動。

病房裏有土地公

玩大象棋，動腦也動手腳

好爺爺不姓郝，因為別人說什麼他都說好，所以輕安居的「同學」都叫他「好爺爺」。

肩寬腰厚、身形魁梧的好爺爺，初見時，不免覺得照護起來似乎會有不小壓力，但因為他什麼都說好，所以照護起來也還好。

這天中午吃飯前，好爺爺說他要出門拜土地公。我推測他把這裏當農作現場，田邊有座小土地公廟，這是很尋常的農家稻田景觀。

失智症認知功能退化，是這裏最常見的現象，除了對人、時、地等定向感產生混淆外，記憶、語言及辨識等能力變差，影響人際互動及日常生活處理能力，而造成人力、物力更多的負荷。

慈院為佛教醫院，佛堂就在樓梯間的轉角處，但輕安居重視管理與安全，進出都須刷職員證，我也不可能特別帶好爺爺出去佛堂再回來。

「好爺爺，先吃飯吧，吃飽再說，放心，土地公也要準備吃飯，但你先吃，土地公會保佑你。」

「好。」

竟然沒有躁動，我微覺詫異，但其實很高興。

下午三點，好爺爺又吵著要出門去拜土地公。我只好說：「等一下兒子就來接你喔，如果你跑出去，他來會找不到你耶。先坐好等，土地公一定會保佑你的。」

這次好爺爺沒有回答「好」，但我知道一定要轉移他注意力。

第二天早上，好爺爺又吵著要出門拜土地公。我靈機一動，問：「好爺爺，你會下象棋嗎？」

「我打遍全臺無敵手的時候，你這娃兒還沒出生。」

我打算做一副象棋。失智症的認知功能退化，並無法以藥物加以改善，如何以非藥物介入方式減緩退化現象，是護理可著力的。我的信心來自於之前執行的專案，確實能延緩退化，進而提升長者對周遭環境事物的辨識力。

我想起去過花蓮酒廠，外面有一張石桌子，桌上是石頭象棋，很大一顆。我是不是來創作象棋給阿公、阿嬤們玩？

要玩就玩大的，我不要文具店那種象棋，我要一個棋子有手掌大，與眾不同，在視覺上很醒目，玩起來很過癮的。

我跑去總務處找燦哥。燦哥二話不說，幫我找來廢棄木頭，切割成一塊一塊，磨圓。

週末一早，我進辦公室把象棋噴漆，卻不知為何顏色一直上不去，噴了五次才完成，整間辦公室都是油漆味，趕緊跑去借工業用的超強力風扇，讓整間辦公室通風。

晚上，我用電腦打字，再到文具店買厚紙板，細雕鏤空，把將帥、兵卒、車馬等字貼在木頭棋上。週日分別噴上黑色跟紅色，做成白底的黑棋和紅棋。最後再加一道工：噴上保護漆。

棋盤是我到醫院後方環保回收站，看到淘汰掉的透明軟桌墊，把它撿回來，用最粗的黑奇異筆畫棋盤格線。它是一張桌子大小，很多長輩下棋就乾脆不坐，站著玩，所以動腦之外，身體也動到；有時一盤棋要下很久，運動效果更佳。

果然有效，好爺爺不再說要去拜土地公。下棋贏了對手，只有淡淡說一個字：「好。」如果輸了？我還真沒看他輸過。

提升時間空間定向感

除了好爺爺，我們也找了其他長者，了解每位喜愛的活動，重新設計活動內容。由七位照護人員輪流帶領，每人一項，兩天前先完成活動設計教案，項目含活動類別、主題、目標、用物準備、場地及協助人員安排等。

教案完成後須與護理長討論，執行過程有一人負責觀察長者反應及記錄，一人協助活動進行，會後檢討作為下次活動設計及帶領改善參考。

原本長者一進入輕安居，由照服員配戴識別證，改為照服員先和長者互動，問他叫什麼名字、幾歲等，再讓他們找出自己的識別證，確定是自己的之後再戴上，同時利用輔助物如時鐘、日曆等執行晨間定向感訓練，讓長者多動手、動腦，增強他們對問題的解決能力，除非執行有困難，才給予協助及指導。

一週後，好爺爺又說他必須出門拜土地公。有一次女兒來接他，我才知道年輕務農的爺爺很信土地公，上工前、忙完農務，必向土地公請安。

好爺爺誤以為現在是過去，所以要幫助他從過去導向現實，我決定創作現實導向板，上面放一些定向感的資訊，包含：年、月、日、時間、地點、節氣、天氣、主題等，主要是為失智長輩做定向感的訓練。

我在醫院後方的資源回收場，撿了一塊長寬各一點五公尺的光滑板子，兩個置物盒、膠膜、魔鬼粘、滑動輪子，請工務單位協助完成主體釘製。滑動輪子設計，主要為方便不同環境及活動需要而適時做移動調整。

文字和數字大小都是十五公分見方，字與字間距五公分，完成後列印，外加膠膜護貝、魔鬼粘，容易保存與清潔；每天可隨時更新最新資訊，平常放置於活動區。

這個「移動式的現實導向板」，內容包括：幾年？幾月？幾日？星期幾？在哪裏？做哪一項活動？以上皆以數字、文字表示，藉以增進失智長者辨識能力、吸引他們注意力、加強對時間定向感，改善照護上的困擾。

週一至週五團體活動時間為早上十點到下午兩點半，每次六十分鐘，每人固定帶領一項活動。前十分鐘為暖身操，彼此相互認識，並運用現實導向板進行定向感訓練；中間四十分鐘帶入活動主題；最後十分鐘結束與回饋。

週一為音樂律動及懷舊，週二為戶外運動及動腦益智活動，週三為音樂律動及園藝，週四為戶外運動及藝術，週五為感官刺激及動腦益智活動，在公共活動區域亦以大海報公告張貼活動時程及項目。

過程藉由引導物如樂器、實物操作等增加活動的活潑與趣味性，平均每次參與人數十五至二十人左右。音樂律動、懷舊、動腦益智等活動，最能引起長者主動參與、發言與彼此間的互動。

活動結束，成員間必討論回饋，互動過程照服員隨時給予正確的資訊。未參與團體活動的長者，照服員依其個別性予以指導陪伴如下棋等，照護過程亦運用日曆、圖相、照片及不定時解說，增加辨識能力。

每個月例行會議中，大家會一起針對活動帶領成果進行討論及分享，護理長給予口頭讚賞及鼓勵。

我們努力的成果，是可以從長者身心功能的進步得到回饋。好爺爺是我們做什麼活動他就跟著做，每次都說好；只是偶爾會想起土地公還沒拜，我都會說：「先做活動吧，土地公在保佑你。」他也說好。

我又想到，可以做一個大時鐘，在數字「十二」上方貼一張大家用餐的照片，在「二」旁邊貼活動照片，把家人來接的照片放「四」下面。這樣長者會知道接下來的活動，產生期待，提高專注力，增加穩定，減少躁動。

輕安居原有的時鐘有三個部分可以改進：第一，只有三十公分，很小；第二，玻璃罩會反光，有時看不清當下到底幾點；第三，掛在離地二公尺牆上，不易看、讀。

立刻改進：第一，把舊有外殼取下，只留下時鐘機芯和電池；背部貼上魔鬼粘；第二，用八十公分藍色海報紙當底，外圍加一圈三公分深黃色色紙，更加明顯，並把分針與時針分別加長到二十五及十五公分、塗成黑色；第三，將時鐘置於一進門左前方五公尺、高一公尺白牆上。

接下來於特定時間點，貼上大張的彩色照片，提醒該時間點要做什麼事，譬如早上七點半到八點半打卡、十點到十一點團體活動、中午十二點整用餐、下午兩點到三點團體活動、四點開始準備回家，並加一盞黃燈照明，吸引長者更加注視，增強辨識度。

隨著年齡增長，五官效能降低，對個人日常活動及健康維護影響最大的就是視覺改變。人一生中水晶體的厚度、曲度及密度，亦隨著年齡而增加，老年人對近物和遠物的調節力降低，在護理措施上，應增強光線明亮度。

失智長者理解能力退化，大時鐘對於他們幫助很大，提醒他們這個時間點是要吃飯，那個時間點才回家，某個時間點是要做什麼事。只不過我後來發現一件很有趣的事：長者下午會偷偷地去撥動時針和分針，把時鐘撥成四點，看來是很想要回家了，真可愛。

我忍不住想：如果人生也可以撥快時間，那一切不就簡單得多嗎？

不用出門，蓋一座給你

這天，好爺爺又說要出門拜土地公，我說：「先回座位吧，土地公會保佑你的。」但他拒絕，而且比之前更焦慮。我決定：不用出門，我蓋一座給你！

土地公是長者生命歷程裏的重要元素，無助時求助，我該如何重現這個重要元素，讓他們可以心安？

想到小時候在鄉下，常常跟阿嬤去拜拜，最常拜的就是土地公，無論是逢年過節，或初二、十六。土地公廟算是神明的基本款，就好像是我們村子裏的村長。

輕安居不大，共用活動區、用餐區、兩處公廁、男女分開的臥房各一間、廚房、護理站、護理長辦公室、認知功能區及二十坪大的戶外花園。所以土地公也要小小間的，小而美，小而靈，心誠則靈。

我撿了廢棄紙箱當圍牆及屋頂，做了個籤筒，還做一個捐獻箱，無開口，以免長者真的投錢下去，當然還有擲筊的筊杯；同事幫我帶來三個拜拜用的小杯子，紅色，內裝清水；又到靜思書軒買小蠟燭，純裝飾用。最後，我從網路找了土地公神像，彩色列印，大功告成。

土地公廟落成啟用後，效果出奇的好。如果有阿嬤吵著要回家的話，我就說：「不然你去土地公廟拜一下。」於是香客車水馬龍，善男信女絡繹不絕。因為他們都當真了，還有長輩從家裏帶紅龜粿、麻粩、米粩來拜拜，拜完擲筊，問說可不可以抽籤，喃喃自語，煞有介事，十分逼真，宛如在廟裏。

每一支籤都是上上籤，因為我放的是證嚴法師靜思語。

我和同事一起努力，把整個過程寫成專案論文，含括：前言（動機、重要性及主旨）、現況分析、問題及解決辦法、結果評值與參考文獻，投稿到《護理雜誌》，不但刊登，還獲選當年臺灣護理學會南區論文口頭發表。

全臺那麼多醫院、一年多少篇論文，這是一個驚喜和至高的榮譽。評審委員當場說了一段令我終生難忘的評語，每當挫折或是倦怠時，我都會想起評審的肯定與贊同：

從你們文章的論述裏可以看得出來，護理人員對照顧長輩的細膩與貼心，這是很難得的。我想大家可能要再認識慈濟的醫療人文之美，什麼醫院訓練出的護理師，會在病房裏蓋土地公廟呢？而這正是護理的價值。

十九世紀的南丁格爾曾提出護理哲學觀：「護理是一門科學，也是一門照護的藝術。」臨床護理師不僅輔助醫療，照顧病人生理，提供舒適的護理之外，往往也最能了解病人的需求。

慈濟醫療人文「永遠為病人設想」、「視病如親」把護理本質做得這麼好、這麼徹底、這麼動人。都說「千處祈求千處現」、「有求必應」，如果土地公太遠太忙，我看還是找慈濟比較快吧。從本文大家可以看到慈濟高齡照護團隊背後的用心，很棒！

回到花蓮，繼續日常。好爺爺常常去拜土地公，問神：「等一下是誰來載我？」然後擲筊。一開始看他雙手合十，念念有詞，覺得有趣。一週後得知真相，覺得有點心酸：子女相互推託，都說沒有空來載他。

這天下午，我整理土地公廟環境，好爺爺問我：「土地公有保佑你嗎？」我一怔，隨即笑說：「一直都有。」繼續整理，好爺爺還是站在旁邊，我說：「快回座位，活動馬上開始，土地公也會保佑你喔！」

「祂沒有。」好爺爺冷冷回我。

我驚訝無比，無法回答。好爺爺輕輕說：「我不怪祂，不是土地公的錯。」轉身，緩緩走回座位。

（慈濟同心圓日間照顧中心個案管理師曾玉玲口述）

多元化創意活動效能

環境改造及活動重新規畫與執行後，確實能減緩長者認知功能退化及增強辨識力。在為期半年的觀察期間，長者未因功能退化而轉入養護機構，甚至在狀況改善、穩定後出院，由家人全程照顧。同仁們分享：

「儘管失智症長者對生活事物很容易遺忘，不能認為他們很容易忘記或做不到就忽略它，更需要多一點耐心引導，了解他們的需要。」

「設計並執行多元化的創意活動，對長者的身體、心理及社交能力真的影響很大，不容忽視。」

「在語言與非語言表達上應不急不緩，以尊重、關懷、欣賞態度對待，並適時給予鼓勵與讚美。」

「即使他們只露出一絲絲笑容，也感到相當的欣慰。」

「從中看到他們的進步，會主動開口說話及參與活動，病友間或照護人員與長者之溝通互動亦增加，也會利用圖相、照片，找到廁所、自己的床及座位等，定向感及辨識力增強了。」

「運用改善的照護方式，對新入住長者有幫助，尤其對輕度認知功能障礙者幫助更大。」

「頓時感到照護的重要，單位亦因此活絡了起來。」

日間照護個案晚上需返家，持續性照護是為一大限制。若能將家屬列入共同照護計畫成員，可增強其持續性照護；每個月監測認知功能，以便即早發現即早處理個案問題。

他是她丈夫

周爺爺是我在輕安居時的個案，他來輕安居的時候已經九十一歲了。個頭很小，有四十五度駝背，所以當他快步迎面向你走來，感覺有點壓迫感。

輕度失智的周爺爺，人很和善，門診醫師說周爺爺確實是功能退化：記憶力變差，放錯東西、吃錯東西，在家有一些危險。轉介來輕安居需要試行三天，周爺爺沒有打退堂鼓，順利入住。

入住那天，太太陪他來，不知是保養得宜還是年齡差距，看起來至少比他小三十幾歲，不認識的人會以為那是他女兒。

在輕安居，周爺爺什麼事都要自己來。雖然他的失智只是輕度，可是年紀大、身體功能也退化了。走路還算穩，有點蹣跚，不用助行器；但上廁所、吃飯需要協助時，他會很客氣地說：「你們忙吧，我來就好了。」

我們還是小心翼翼，偷偷地看他是否需要幫忙，及時出手，很怕他一疏忽跌倒。

太太說他有心室肥大、鬱血性心衰竭的問題。所以，周爺爺舉手投足速度很慢，一活動就喘；吃飯時間很長，而且容易嗆咳。太太還在上班，沒辦法照顧，他願意來輕安居，太太輕鬆很多。

日子一久，我們發現周爺爺動作雖慢，進行靜態的活動，倒也自得其樂。挑豆子、寫毛筆、早操、午操都配合著做，安安靜靜的，自己活成一個世界。

每次都是太太送周爺爺來，但她很快就走，這跟別的家屬不同。別的家屬通常會跟照服員說說話，問一下今天狀況如何？胃口好不好？心情怎樣、有什麼特別需要注意的事項之類，可是她總是匆匆離去，讓我略感詫異。

問了副護理長，也不明所以，我決定跟太太談談。

我開誠布公地說：「通常我們會想了解周爺爺的家庭背景，這樣對於照護是有幫助的。」太太說：「我知道先生年紀很大，不太適合，但你們還是收了。我要上班，所以沒有辦法照顧，真的很需要你們收他。」

我當下碰了個軟釘子，她不願意談，給我的感覺——疏離、防衛心很強。

沒關係，來日方常，慢慢了解。

匆匆離去的原因

周爺爺每天吃流質餐，把煮熟的蔬菜打成汁狀，看起來是綠色的，有點像精力湯。

他吃一碗稀飯要兩個小時，一吃就流出來，因為吞嚥困難。於是和他溝通——插鼻胃管。

他堅持不要，還是要自己吃，自尊心滿強的。當大家都吃完在午睡，他還在慢慢吃。他不想麻煩我們，也不願太太擔心，就說：「給我一個不會打擾到別的長者、也不會麻煩到你們工作人員的地方，我自己可以吃完。」

我照他的意思安排，在我的辦公室吃，他完全不會不自在。因此，我跟他接觸多了，互動頻繁，也更了解他——凡事很有自己的想法；自覺是個麻煩人物，不想讓太太更辛苦；每天來輕安居，能做的事都做。

我想，他不像輕度失智，說話也很清楚，決定了解更多一點。

這天，我找太太到輕安居外面，還沒開口，太太一如往常，很防備、皺著眉說：「我知道你要跟我談什麼，是不是認為我先生年紀太大，不適合，不想收了？」

我說：「你完全誤會了，不是這樣。」

太太鬆了一口氣，我又說：「我的副護理長，人滿好的，幫我很多。她跟每個家屬感情都不錯，很融洽。不知是我多心了，還是錯覺，我隱隱約約感覺到，你好像跟她不是那麼熱絡，不太跟她講話。是不是我們有什麼地方做得不夠好，希望你可以跟我說，讓我們做得更好。」

她笑了，「你總是不放棄，是嗎？」

我也笑了，「我們希望跟家屬更密切合作，這樣對照護長輩是絕對有正面幫助的。」

原來周爺爺試行那三天，副護理長休假，回來時不知周爺爺是太太送來，每次都說「你爸如何如何、怎樣怎樣」、「記得帶溼紙巾給你爸爸」、「你下次要記得喔，記得你爸爸需要什麼生活用品」。

我說：「原來如此，我會再跟副護理長說明；那，你願意跟我談談你跟周爺爺嗎？」

她想了一下，真的開始講，好像在說一個別人的故事——

我從小出身窮困，爸爸在我小學就死了，媽媽四處打零工，撫養我和兩個

弟弟、兩個妹妹，我們常常窮到一餐飯都沒有。

我在學校遇到我先生，那時他是老師，我是行政人員。一開始他對我這個新同事很好，教我很多東西，我也很努力學，所以主管漸漸信賴我的能力。

後來他待我像朋友。我工作不順、心情不好都會跟他說，他只是安安靜靜地坐著，安安靜靜地聽我說，我覺得有這樣一位好同事、好朋友真好。

漸漸地，他把我當女兒一樣關心我；當然，他知道我的家庭經濟狀況。他當老師已有一段時間，所以收入算不錯。他幫助我的時候，非常重視我的自尊。我想是因為他矮矮小小又駝背，早就受盡各種異樣眼光。

這樣的人反而更有一顆溫暖、細膩的心，會體貼到別人的感受。例如他常常拿東西給我吃，從來不是往我桌上一丟，都是故意放在影印紙箱內，或是裝在不顯眼的袋子，然後放我桌上，避免被別人發現。

因為經濟壓力太大，又想減輕媽媽負擔，我從學校下班後再去兼差。實在太累，有一次生病，請了好幾天假。他幫我把學校工作，一筆一筆資料處理好，讓我安心養病，回學校免因耽誤工作而受其他同事責難。我常常下班後急著去打工，他知道我沒吃晚飯，會在我打工的地方送上熱食，讓我有體力。

有一回，他拿了一塊蛋糕給我，夾在厚厚的文件匣裏，直立著跟我桌上其他書混在一起。我捨不得吃，拿回家給弟妹吃。弟妹第一次吃到蛋糕，雖然一人只能吃一口，卻都圍在我前面說：「姊，謝謝你！」「姊，好好吃喔！」

我趕緊跑進房間，獨自落淚。

我從小受那麼多苦都沒有哭，被人欺負也沒有哭，被人瞧不起更沒有哭，但是弟妹跑過來圍著我，謝謝我拿好吃的東西回來，那一瞬間我再也忍不住地哭了。我好氣我自己，身為大姊，連買一塊大蛋糕讓弟妹吃個夠都辦不到！

那段期間，他從來沒有暗示過我什麼，沒有用強勢的態度，沒有求一絲一毫回報。我非草木，豈能無情？兩年後，是我主動向他示好。這不是一時感動，我們這種窮人家的孩子，嘗盡人情冷暖，會不知道誰對我真心？於是我們結婚了。婚後，他把我照顧得無微不至，把我當女兒、當家人，當太太，就是很疼的。我才脫貧，弟弟、妹妹才可以交得出學費，媽媽才可以輕鬆一點。

現在他的身體開始不好，我覺得應該要報恩、要回饋，這是天經地義的。

原來，她很怕我們知道她的過去，每次送周爺爺來就匆匆離去，不是為她自己，是為了周爺爺。她不要別人說「為何周爺爺娶了一個年紀可以當他女兒的人做妻子？」

周爺爺失智後，她想退休在家照顧。周爺爺堅決不肯，她說：「好，我不辭職，你要去慈濟醫院輕安居。」有點條件交換。爺爺本來想要在家就好，但她擔心爺爺跌倒，所以把他送來。

光是三餐，周爺爺就要花上四、五個小時。原來，他頸部有腫瘤，卻堅持不開刀。

這就牽涉到一個很重要的問題：失智長者，到底有沒有決定權？

我和周太太討論，每次談到這個她就哭，說為什麼周爺爺不讓她有報恩的機會，為什麼已經退化到這樣了，還不聽她的話，讓她不能在周爺爺人生最後好好陪伴？

周爺爺就說：「你要報什麼恩？你從來沒欠我什麼，是要報什麼恩？」

我才發現：照顧負荷，不一定單指照顧者面對失智長者的症狀和行為問題，而且還連帶著彼此的感情糾結。

某日，周爺爺告訴我：「你知道為什麼我要吃這麼難吃、而且每天都一樣的東西、花兩個小時把它吃完嗎？」

「我需要體力，需要體力活下去，活下去看著我的孩子們長大。我如果倒下，太太更辛苦；我如果不倒，但狀況不好，太太身心煎熬。所以我必須吃，哪怕吃一碗稀飯用掉半包衛生紙。不是為我自己，是為了我太太。我太太是好人，她好辛苦。我一個老兵，來到這孤單的島，沒有遇到她，我就一個人過一輩子。我又老又醜又駝背，有什麼值得她一個小女生來陪我？我不知老天為何要將她送給我，但我很高興祂這麼做了。」

有生之年愛太太，付出無怨無悔；現在失智了，一無所懼，堅持照顧好自己，還是因為愛太太。

生命中有他的日子

半年後，周爺爺在家安然離世。

告別式那天，我也去了，太太說了一段非常感人的話：

我先生是一個很棒的人。當我跟媽媽說要嫁他的時候，媽媽說：你什麼人不嫁，偏偏選一個老頭子？很多人跟我先生說，我只是騙他的錢，騙到錢然後去找別的年輕男子。各種異樣眼光，所有不堪入耳的冷嘲熱諷，我都聽過了。今天站在這裏，我要說：我是他太太，他不是我爸爸，他是我丈夫。

原諒我之前很怕別人看出來我們是夫妻，怕別人指指點點。我們這種窮人家出身的小孩，自尊心特別強，所以我都是偷偷摸摸地，不敢公開，畏畏縮縮地，儘量閃躲。但今天我要說：他是我丈夫，他不是我爸爸，我是他太太。

我在二十歲之前，沒有穿過一雙成對的襪子。因為先生，我脫離貧窮。婚後我們生活簡單，他給了我一個家，我曾經覺得那是世上最寧靜的地方，好像身邊沒有風暴會發生。不管生活多難，不論之前傷痛多深，我還是可以睡得像嬰兒一樣。

無論在一起多久，他總是注視著我的眼睛。那不只是一種愛意，更是一種坦誠，一種信任，一種安全感，一種親密感，一種尊敬，一種慎重。我知道那是他說「我愛你」的方式：含蓄，內斂而深情。

他失智後，我想起了好多好多以前已經遺忘的事物。我在質疑，也在確定；他在衰退，也在前進。他失智後，我明白我終將失去他，但我更確定：得到愛，滋潤生命；失去愛，使靈魂深刻，都是我們來到人世一遭的可貴經歷。我永遠都不會忘記生命中有他的日子。

生命中有他的日子，我已無怨無悔，心滿意足；而他將繼續前進，去一個更好的地方。如此，我一生已別無所求：首先，因為我丈夫，我得到女人一生最圓滿的愛情；其次，也因為我丈夫，我完成父母的遺願，把弟妹撫養長大；最後，還是因為我丈夫，我的兒女受到良好的教育，成家立業。

聽起來很平凡，但是，人生最大的幸福，不就是在每一個小平凡裏累積出來的嗎？

在此，我還是要再說一次：他不是我爸爸，我是他太太，他是我丈夫。

我最近看到她應該是在年初，她精神還不錯，退休了，四處當志工。她說：「很抱歉，我不能回輕安居當志工，覺得走進去，滿滿都是丈夫的身影和回憶。」我握住她的手，好久才說：「沒關係的，我懂。」

（慈濟同心圓日間照顧中心主任張幸齡口述）

預立醫療照護諮商（Advance Care Planning, ACP）

病人自主權利法於二〇一九年一月六日施行，係為尊重病人醫療自主、保障善終權益、促進醫病關係和諧。

預立醫療照護諮商，是由醫師、護理師、社工師提供專業諮詢，讓民眾清楚了解在各種醫療情況下，做出符合自己意願的決定，並簽署預立醫療決定書。

凡意識清楚的成年、具行為能力者，都可以做預立醫療照護諮商，更鼓勵大家在健康時，可以表達自主意願時，連同家人及醫療委任代理人一起參加預立醫療照護諮商，擬定預立醫療決定書，以免無常到時措手不及，幫自己做好決定，也是照顧家人的方式。

在預立醫療照護諮商前，需做什麼準備：

一、上網瀏覽醫院網頁、觀看衛教影片。

二、與家人溝通，在生命末期、不可逆轉的昏迷、永久植物人狀態、極重度失智，或其他經政府公告的重症時，希望接受或拒絕哪些醫療，包含維持生命治療（指心肺復甦術、機械式維生系統如葉克膜、輸血、重度感染時所給予的抗生素等，任何有可能延長病人生命的必要醫療措施）、人工營養及流體餵養（指透過鼻胃管、胃造口或其他侵入性措施餵養食物及水分），或是由家屬、看護手工餵食。

三、試填預立醫療決定書，並與家人討論內容。

四、邀請一位二等親內家屬及其他家人，如有醫療委任代理人，也請一起參加諮商。

互補好兄弟

光復日照據點有位石頭伯，他很會說故事，而且本身就很有故事。花蓮糖廠前面有棵大樹，樹下有塊大石，石頭上有個老伯，黃昏時坐到石頭上，說俚語則引經據典，談地方軼事令人耳目一新，講風土人情四座皆歡；小孩也很喜歡他，他會用菅芒草的葉子編織蚱蜢，栩栩如生。

石頭伯中風了，雖然說話清楚，思緒清明，但右手右腳不像之前那麼靈活便利，他很懊惱，時常沮喪。

志工邀請石頭伯到光復據點，石頭伯恢復笑容。他個性生來熱情，雖然輕度失能，但可以當助教，協助據點的其他失智長者：如果是手工藝課，他幫忙其他行動緩慢長者；如果是團體活動，他幫忙炒熱氣氛；如果是特殊節慶，他則扮成吉祥物。

石頭伯遇上海爺

這天我在據點，石頭伯問我，上次我幫忙帶去醫院的那個海爺怎麼沒來？原來兩週前，海爺長了帶狀皰疹，好是好了，但他太太要他在家休息，主要是因為輕度失智的海爺上次走失，嚇壞太太，所以被下了禁足令。

「我可以去帶他來！」石頭伯自告奮勇。

「真的嗎！那太好了。」我又問，「可是，你要怎麼帶他來據點呢？」

我主要的考量：雖然這兩人一住南一住北，一失智一失能。但失智的海爺身材壯碩，可以當石頭伯支柱；石頭伯頭腦清楚，絕不會迷路，不會把海爺弄丟。兩人若能互補互助，必傳為地方佳話；但是，兩人真有可能互助互補？

真的互補了。石頭伯走路較慢，如果是雨天地滑則需要人攙扶，所以他買了一輛電動代步車，從他家特地開到海爺家，專車接送。

石頭伯請海爺上車，海爺很客氣，說：「你坐嘛，謝謝你來帶我。」石頭伯坐上去，電動代步車緩慢前行，不久就停下車，說：「還是你坐吧，我需要多走路。」海爺一想，也好，就上車，很開心說：「這跟騎摩托車一樣，很簡單，又方便。」

「可不是，我去哪都開這輛呢！」石頭伯慢慢走，倒也跟得上。

過沒多久，海爺停車，下來說：「我還是陪你走吧！」

石頭伯一笑，「你這人真奇怪，有車不坐！」不再堅持，兩人推著車走。

走沒多久，石頭伯說：「我想起一個寓言。」

海爺喔了一聲！石頭伯說：「你不問我想起什麼寓言嗎？」

「為什麼我要問你想起什麼寓言？」

「你不問我想起什麼寓言，我怎麼繼續講呢？」

海爺心想，這人真有趣，講故事還這麼多規矩，念在你來帶我去據點，就說：「你想起什麼寓言？」

石頭伯說：「一對父子牽著一匹驢子，準備進城求售。一開始，路人指指點點說道：『怎麼有頭驢也不知道騎？』於是爸爸牽驢，兒子騎驢。路人看到後，又皺起眉頭說：『這個兒子怎麼這麼不孝順？』父子倆趕快交換位置，爸爸騎驢，兒子牽驢。之後路人看到又說：『這個爸爸怎麼這麼不愛護小孩？』於是父子一起騎上驢。路人一看，大驚失色：『這兩人怎麼回事？這樣虐待動物？』最後父子兩人無計可施，只好合力把驢子扛進城門。」

故事的結局是，還沒走到市集，父子倆已經累得半死，驢子也因為掙脫，掉入河中溺斃。海爺說：「所以呢？我看起來像你爸爸嗎？還是你意思是，我們倆應該一起坐上去？明明坐不下嘛！」

就這樣，兩人成為好朋友。石頭伯甚至載海爺從光復到鳳林榮民醫院，陪他掛號、門診、拿藥，再回據點。海爺因此開心得不得了。

以老助老　妙用人力

兩位長者打破幾個迷思：

第一，長者不止是被動地來共餐、做活動而已。長者潛能無窮，一經鼓勵，會有意想不到的成果。我們推動高齡友善長者關懷，是慈濟推動社區慈善總體營造的重點工作。從長者居家安全改善、長者幸福共餐，甚至長者樂齡學堂專案推動，都在重塑長者健康環境與生活之餘，同時啟發社區善的力量，使每位長者均可在地安老，並多一分生命的肯定與尊嚴。

第二，當據點沒有那麼多專業人員時，每一位長者都是據點的小老師，長輩們會相互照顧，相互陪伴與協助，也補足人力照護上的缺口。真正做到「以老助老」、「銀髮對銀髮」的人力資源妙用。

第三，兩位長者一失能一失智，可以成為好友，可以互補。這種善的循環給年輕照服員很大震撼：長者彼此生命陷落的時候，不是同病相憐式的自怨自艾，而是同舟共濟式的自立自強，效果特好。因為他們過去有共同的生命歷程，一開口就說到對方心坎裏。

慈濟醫院與慈濟基金會的慈善志業發展處合作，推動「走動式據點服務小組」。除了光復據點，我也帶著曾玉玲護理師、三位志工到秀林村的社區關懷據點，為長者做體適能檢測與失智初步檢測，了解長者體適能概況，以及初步檢測出據點長者智能有無退化的情形，作為未來據點設計樂齡學堂健康促進課程的參考。

我們也使用日本權威腦神經醫師群保田競、山田達夫等共同企畫開發的「大腦俱樂部：BRAIN CLUB團體式認知&注意力訓練」系統，用來鍛鍊長者短期記憶力及即時記憶反應，內容從數字計算、記憶、圖形記憶，到文字、表情記憶等，最多同時可以有十名長者一起玩。長者不僅玩得開心，同時透過系統訓練記憶，還可以排列名次，提升長者參與感。

曾玉玲護理師分享健康促進講座：談大腦保健。在地志工歐秀菊女士幫忙翻譯成太魯閣族語，說明如何增加大腦保護及遠離失智症危險因子。長者們在曾玉玲的分享後，了解到健康蔬食、少飲酒、少抽菸、多規律運動、避免頭部外傷是大腦保健的不二法門，短短兩個多小時，據點熱熱鬧鬧，最後大家蔬食幸福共餐。

為什麼不去共餐？

這一天，石頭伯愁眉苦臉地對海爺抱怨說：「我老婆叫我不要再去據點共餐了。」

海爺喔了一聲。石頭伯說：「你不問我，為什麼我老婆叫我不要再去據點共餐了嗎？」

「為什麼我要問你：為什麼你老婆叫你不要再去據點共餐？」

「你不問我，我怎麼繼續講呢？」

海爺心想，這人又來了；忽然想到，等一下，你不能去據點，這表示你不能來帶我，意味著我也不能去據點。確實嚴重，趕緊問說：「為什麼你老婆叫你不要再去據點共餐？」

石頭伯說：「我老婆認為，據點的餐是提供給志工的，我們又沒做什麼事，還吃他們的，就叫我不要去了。」

海爺不以為然，想了一下，說：「慈濟是什麼團體？」

石頭伯想都不想，回說：「幫助人的團體。」

海爺說：「你行動不便，需要幫助；我腦子有些事想不起來，上次還走失，也需要幫助。慈濟是幫助人的，所以我們可以繼續去共餐。」

石頭伯一拍大腿，很是贊同：「對。如果沒人需要幫助，慈濟不就倒了？」他憂心忡忡，眉頭緊皺。

海爺搖搖頭，「慈濟絕對不能倒。」茲事體大，語重心長。

石頭伯也說：「肯定不能。」鏗鏘有力，慷慨激昂。

海爺又說：「所以我們應該繼續去據點共餐，幫助他們的運作。記得來載我，你離不開我。」

石頭伯大驚，說：「我離不開你？你講反了吧？是你離不開我。」

兩人時而像情侶鬥嘴嘔氣，時而像老夫老妻，石頭伯說：「只要他們不煮紅蘿蔔就好，我討厭紅蘿蔔。」

海爺覺得奇怪，「你又不是小朋友，為何討厭紅蘿蔔？」

石頭伯一怔，「為何小朋友才能討厭紅蘿蔔，老人不行嗎？我偏要討厭紅蘿蔔。」

海爺認真問：「你從何時開始討厭的？」

石頭伯理所當然地回答：「從我討厭的那一刻開始，我從小就討厭。」
海爺忽然大叫：「啊，我想到了！」
石頭伯問：「你想到什麼？紅羅蔔怎麼煮才好吃嗎？」
海爺興奮回答：「不是。我們可以去鳳林靜思堂，旁邊有慈濟環保站，我們去做資源回收，這樣就算當志工了啊！」
石頭伯也喜孜孜地說：「我要回去告訴我老婆。」
海爺說：「趕緊的。」

笑的漣漪持續擴散

慈濟很多環保站是揭牌的「社區關懷據點」。慈濟環保站的功能，正與衛生福利部推動的長照2．0「擴大對象：增加五十歲以上失智症患者、六十五歲以上衰弱者；服務項目：失智照顧、社區預防照顧及預防延緩失能、居家醫療」範圍相符。

在光復樂智據點，左右鄰居經過，發現裏面充滿了笑聲，看到了長輩笑容、志工與長輩進進出出，會好奇，會受影響，據點的影響力正漸漸擴散。

我每隔一段時間就到隔壁賣場扛一包二十斤的米，因為十幾個長者，很快就吃完了。店員笑著問我：「你怎麼會穿護理師的制服來扛米？」我向他介紹據點，他說會帶家中長輩來做失智檢測，也會幫我們在社區宣傳。

就這樣，我們團隊慢慢累積了醫療與社區照護失智症患者的經驗，懷著期待與願意關懷服務人群的心，協助疑似失智個案的就醫確診及個案管理，陪伴照顧者於失智不同階段獲得其所需要的生活照顧，與醫療照護的諮詢、服務、協調、轉介與追蹤。

慈濟的社區關懷據點，結合慈善、醫療、教育、人文志業資源平臺，以社區總體營造方式，落實「活絡社區、親近民眾」，透過慈濟志工服務熱忱，結合在地人提供在地服務，以貼近民眾生活，提供長者可就近取得服務，達到在地安老的目標，讓社會更加祥和地發展。

二〇二一年，我們又提升社區關懷據點服務內容，推動「長者適性運動指導員」的培訓計畫，讓各社區志工能「適性」教導長者運動的技巧，藉由運動達到預防失能、增加肌力、降低失智風險以及延緩老化速度。

「長者適性運動」是針對每位長者不同的健康問題，透過特別設計的評估表診斷，給予適當的運動處方指導，於三個月到六個月追蹤其改善狀況。有許多長者身體機能的問題以及某些慢性疾病無法經由藥物治療，反而經由適性的運動可以改善，甚至走向健康有活力。

在許多文化健康關懷站、社區關懷據點、伯公照護站、福氣站等關懷長者的據點，通常有百分之十到二十是衰弱長者，他們通常有體能衰弱、尿失禁、肌少症及失智等情況，如能及早給予適當的運動指導，持之以恆，則可以具體改善。

長者適性運動最重要的就是「適性」，各種運動適不適合很重要。透過慈濟基金會、慈濟大學體育教學中心前主任黃森芳、主任陳聰毅與慈濟科技大學退休教授黃新作精心規畫的課程，培訓出多位優秀的長者適性運動指導員。他們是各關懷據點的志工，在自己社區據點就近持續關懷、改善、追蹤社區的衰弱長者，讓社區長者的身體能一天比一天好，最重要的是不必去依賴健保的藥品或住院治療。

長者適性運動指導員的訓練，是臺灣目前最前衛的一個健康促進課程，希望能逐步推廣到全臺，造福所有長者。如果長者都能因此了解運動的重要，將可使臺灣的預防醫學、高齡照護、社區醫療成為傲視國際的另一個榮耀。

（慈濟同心圓日間照顧中心主任張幸齡口述）

失智友善核心工作

一、提升大眾對失智症的認識及友善態度，消除歧視和偏見。

二、推動失智友善社區環境，招募失智友善天使及失智友善組織，含商家、教會、寺廟、公廁、醫療院所、派出所等各場域，並衛教指導失智友善環境改善。

三、提供失智者參與社區機會，使其受到歸屬並對社區有所貢獻。

四、降低社區長者罹患失智症的風險，包含飲食均衡、維持體適能等正確觀念。

從輕安居病房走入社區樂智據點，個案管理師明顯感受到照顧者及個案本身面對失智症所帶來對家庭、經濟與人際互動上的衝擊。失智症家庭對於疾病認知及照顧技巧、社會資源的運用相對不足。

個案管理師除了疾病認知、照護技巧等專業涵養素質，對於社會資源的運用、家庭支持系統評估，甚至是實用的法律議題探討、預立緩和醫療及病人自主權利法等均須極為熟稔；如此，不論面對何種階段失智症病程，才能對失智症家庭提供患者及照顧者的支持、照護計畫擬定及資源連結轉介，並隨時審視現階段失智服務工作，提供個案及其照顧者可預估的照護問題與因應措施。

個案的服務歷程中，常可見子女想孝順長輩的心、夫家對於妻子辛苦照護的心疼、手足間彼此對於照護問題的處理態度及協調、外籍看護在照護上的耐心、細心及照顧壓力、家屬面對親人死亡的接受度，及如何看待往生等。同心圓的個案管理師都說，能陪伴長者到人生的終點，覺得很感恩，從這份工作看到了生命的價值及服務的真諦。

女兒婚禮

下午兩點，阿嬤又吵著要回去。這時我們常用的處理原則：第一，給她安全感；第二，適當的保證；第三，轉移注意力。

阿嬤問，「我們什麼時候要回去」、「幾點回去」，如果不知如何處理，而只是說「四點」、「再等一下」，阿嬤會每隔十分鐘就來問一次，有時工作人員會被問到很困擾，這時的處理技巧就很重要。

首先，讓阿嬤做一件事，而且是：第一，她有辦法做的；第二，她有興趣的；如此，她會一直持續做。那，讓她做什麼事呢？要一直嘗試：「阿嬤，我們來撿豆子」「不要」；「阿嬤，我們來拼圖」「不要」；「阿嬤，你要不要踩復健車」「不要」。

過程或許很長，一定要有耐心；一旦「對」到阿嬤的點，她之後就會固定。然後也可以跟家屬說，如果阿嬤回家發生躁動狀況，可以這樣做。這種安全感的建立，有一個很重要的意義——保持在醫療機構跟居家的一致性，這對時空混亂的失智長者來說，很有穩定力量。

值得一提的是，這件她有興趣的事並非一勞永逸。有時持續很久，也可能突然失效。這時就要趕緊再不斷嘗試，找到另一件她有興趣的事。如何給予適當的保證？輕安居護理站有一支分機，最靠門的病房邊有一個小客廳，也有一支分機。輕安居對外只有一門，出出入入，開的時候萬一阿嬤乘機衝出去，這時硬要阻擋，跟她拉扯，很可能會受傷。

我會從護理站這邊打小客廳的分機，請同事跟我一起演戲：我假裝是她女兒打來醫院，說四點一定準時來接。「你先坐好，千萬別亂跑喔，否則我四點一到，找不到你，我會很著急。」她就真的乖乖去那邊坐。

有一個狀況要特別注意：當阿嬤說「我頭暈，所以想回去。」這句話聽起來很單純，但其實有兩個訊息，而且兩個訊息都要處理：第一，她想回家；第二，她頭暈。我們在處理的時候，一定要先排除長者沒有生理的問題。最怕是她生理有狀況而極不舒服，導致她情緒不穩定，卻被當做是在吵著回家，這樣就可能延誤就醫，導致嚴重後果。

一天下午，阿嬤午睡起來，說頭暈想回家。我立刻警覺她有高血壓病史，馬上請她坐下並為她量血壓。果然是因血壓飆高造成她暈眩，立刻處理這部分，阿嬤隨即安靜下來。所以轉移注意力一定要先排除長者身體不適的問題，對長者病史及正在服用的藥物皆要有所掌握。

有「感」也要有「情」

阿嬤一直吵著要見兒子，但兒子卻不想照顧她，放她一人，完全不管，要不然就是一直罵她。阿嬤初期失智時，兒子還有照顧她，半年後，漸漸疏離、漸漸不耐、漸漸厭惡。

現在是媳婦在照顧，但媳婦也有怨言：「我不知道該說什麼？到底是誰的媽媽？」媳婦告訴我，「我累到感冒，還沒好，三個星期了。」

媳婦買了失智手鍊，好說歹說，阿嬤就是不戴，不戴也不帶。我跟阿嬤說，這個手鍊是媳婦特別準備的，「她打鍊子給你喔！怕你覺得太貴，用鐵的。我幫你掛上，緊緊扣住，讓它不會掉。」

有時要解決問題，得換另一種說法，有時得換一個時段；甚至，換一個人去說。

我時常收到阿嬤的媳婦傳來訊息：「剛剛我對婆婆發脾氣，因為她又亂大便。我跟她說，你怎麼跑到你兒子房間大便？你到底在做什麼？她回我不是故意的。我就這樣看著她。她像個犯錯的小孩，受到驚嚇，站在旁邊，動也不動。我突然覺得，為什麼要對她生氣呢？然後很難過，真的很想哭。我明知道她不是故意的，但還是會兇她。為什麼？每每對她發完脾氣，我在心中告訴自己：要原諒她，她失智了。但下次狀況一來，還是會很生氣。這個循環何時才能結束？」

據醫學統計，失智症病程可長達八至十五年，甚至更長。阿嬤失智前很疼媳婦，比女兒還疼。兒子剛結婚時，生活很苦。阿嬤還在上班，幫媳婦照顧孩子，讓媳婦放心工作。所以媳婦認為有義務照顧阿嬤，說這跟報恩無關，也不會計較為何先生不負責。由她照顧婆婆，好像很自然而然，自己也說不出個所以然。

阿嬤常常走到護理站，問「這個月帳做好了嗎？」同事就會秀出一個畫面給她看，說：「都做好了。」

阿嬤在工廠當了四十五年會計，養九個孩子，丈夫好吃懶做。她的生命歷程中，都在為錢煩惱，精打細算。

她偶爾會走到我身邊，拉拉口袋說，「我沒錢了」、「兒子有沒有拿錢回來」？她不是失智後變得愛錢，是與她的生命歷程有關。

常常，自醫院返家後的一段時間，阿嬤情緒會改善一些；但是到了晚上，又會開始吵著要找醫師或是她的錢放到哪裏去？是誰偷拿了她的錢？每天在家一定要把那些錢算過一遍後才安心，如果沒有馬上滿足她，會一直吵，吵到她累了為止。

一開始，照服員不理解她的背景，對於她吃完點心必問「多少錢啊？」洗完澡也問「要付多少錢？」照服員覺得奇怪：「怎麼一直說錢？我從來沒說要收錢啊？」理解阿嬤背景後，會回她「不用交錢」、「錢交了，帳單給你」，阿嬤會放心地回到座位，照服員也可以繼續做該做的事。

阿嬤的生命歷程中，曾經為了子女的學費四處借錢，失智後時空背景混亂了，把以前拉到現在。當我們去了解長者背景後，對照顧者會有兩種狀況：一種是投入，特別照顧他們；二是同理，本來可能吵架爭執，但因為理解，所以可以接受。

我總鼓勵照服員多去感受長者的生活背景所造成的現行行為，或是感受之後，自己有特別深刻的想法要在晨會裏分享出來。失智照顧，要有「感」，所以一定要有「情」，不然沒辦法做下去。

善用他的健忘

在照護失智長者過程中，有一個技巧是善用失智長者的健忘。例如有一種抗精神藥，它的副作用可能會嗜睡。如果長者本身有睡眠問題，或夜間易躁動，晚上服藥後會比較鎮靜，相對的也解決他睡眠的問題。

又比如他晚上不洗澡，如果你說「要」，他一定回「不要」，這時他會認為你跟他是對立的。如果你堅持，可能兩人會在「要」、「不要」間僵持到半夜。但其實可以過一段時間再去問他，他忘了剛剛曾經對立過，就會答應。這也是善用失智長者的健忘，照顧失智長者一定要減少對立，避免衝突。否則容易兩敗俱傷，心力交瘁。

一定要有一個觀念：家人要去理解，並非「他失智，他所有行為就是無理取鬧」，不是這樣。他反抗、拒絕洗澡，一定有原因：是著急，如尿布溼了不想被知道；被激怒，如想一件事想不起來卻被打斷叫去洗澡；被誤會，昨天洗過誤以為今天洗過，要找出原因。

並不是所有失智行為都是反常的。失智者一直被當「病人」對待，他不願意。特別有些類型失智患者，還未察覺自己思想與知覺有狀況。所以更要用正常人的角度、態度去與他互動。

我們會主動詢問家屬關於長者過去生活的細節，適度的保證對於安撫躁動是有幫助的，但保證絕非天馬行空或信口開河。失智長者只是時空混亂，日常對於特定事務的思緒還是清晰的。

阿嬤最小的女兒快出嫁了。阿嬤除了在下午時間急急忙忙想回家，也會憂心忡忡地問我：「我的病只會愈來愈嚴重，對不對？我不是擔心自己。我女兒快要結婚了，如果說，我這輩子還有什麼放心不下的，就是這件事。我希望能牽著她走紅毯，親手把她交到女婿手中。我還能走紅毯嗎？如果我連女兒都認不出來，要怎麼牽她走紅毯？如果在婚宴上，我忽然大小便失禁，那怎麼辦？將來愈來愈嚴重的時候，有一天，我的手再也沒辦法抱孫子，沒辦法帶孫子外出散步，對不對？」

我告訴阿嬤，「如果你抱不動孫子，那沒關係的，你的孫子可以抱你。放寬心，你的情況沒有你想的那樣嚴重。」

幾個月後，我接到媳婦邀請，參加阿嬤女兒的婚禮。經過這些日子，阿嬤的情況慢慢惡化，連做一個簡單的動作，也出現很不協調的扭曲動作。但是當司儀宣布新娘入場時，大家目睹了最美、最感人的一幕。

婚禮宴會廳的紅地毯相當長，阿嬤雖然行動極為不便，卻一拐一拐地、很努力地，慢慢地牽著女兒的手，慢慢地走到臺上。

當她用顫抖的手，牽起女兒的手交到新郎手中，我沒有看到混亂的失智長者，只看到一個慈愛的母親，一個不怕在眾人面前歪歪斜斜走路的母親，一個願意為兒女犧牲一切、奉獻一切的母親。

在強光下、在溫馨氣氛裏、在親友祝福中，所有人深深感動，所有人都在祝福。婚禮時，阿嬤大可坐輪椅進場，或選擇不帶女兒走紅地毯。可是她不怕辛苦。我相信她走紅地毯，不但是自我激勵，更激勵了在場的所有賓客。

（慈濟同心圓日間照顧中心主任張幸齡、個案管理師曾玉玲口述）

如何與失智長者溝通

失智長者的語言理解能力與表達能力會隨著疾病進展而逐漸退化，若照顧者能及時察覺長者所發出的訊息，便能給予回應或立即做處理。以下是與失智長者溝通的十二點建議——

一、用接納、尊重的態度面對他，並耐心傾聽。

二、說話時，面對面，眼睛平視他們。

三、一次只說一件事，簡短清楚，使用手勢、身體姿勢、圖片來幫助溝通。

四、將複雜步驟簡化，逐步引導並肯定已完成的部分。

五、放慢說話速度，降低說話的音調。

六、提供簡單選擇機會，如「吃飯或是吃麵」，給他足夠時間反應。

七、藉由適當的擁抱或觸摸來表達愛和關懷。
八、最好的溝通是談過去發生的事，可和失智者共同製作他的「生命故事書」，談過去歡樂與艱辛，接受他的情緒反應，給予欣賞與支持。
九、可在互動中常叫他名字以及說照顧者的姓名，令其充分認知自己及照顧者。
十、請醫師評估聽力及視力障礙，必要時以眼鏡或助聽器改善。
十一、多說「你可以……」，少說「你不可以……」
十二、避免和失智者爭辯、催促、責罵、表現憐憫、一直問「你記不記得……」

鬥智

失智症個案管理師收到轉介單時，後續步驟有：第一，電話聯絡家屬，了解個案大概狀況；第二，約家訪時間；第三，於家訪後評估，看是不是符合收案標準對象。

這位媽媽屬於極輕度失智，也就是「疑似失智」，不算確診。但是她兒子不放心媽媽一個人在家，又覺得在家裏給外人照顧不好，所以願意自費來同心圓日照中心。

那天兒子載媽媽來，開著一輛跑車，車門是往上掀的，有點像世界新車大展或電影裏的場景。兒子是社經地位極高的人，在諮詢過程中，問問題很深入，種類很周延，好像他想開一家日照中心似的，連收支問題、政府補助款都想了解。

我跟他說明中心的規定，上課的內容，有哪些活動。過程中，媽媽始終不發一語，全由兒子發問。

媽媽白天在同心圓，晚上回家，適應良好；兒子卻認為，如果可以整天在這裏，甚至可以住下不用回家，那更好。

兒子的態度很直接，媽媽的意識很敏銳，一週後媽媽說不來了，要居家復能，請我幫她連結資源。問題是，媽媽根本沒「失」能，要怎麼「復」能呢？

她說很難入睡，我建議買電動床再加氣墊；但是，第一，很貴；第二，很難買。以花蓮而言，從叫貨到送來，可能會等很久。

後來她一通電話，隔日便送達，買的是國外特製的電動床。我以為只是調整床頭、床尾的角度，後來才知那氣墊可以依據個案躺在床上的壓力，調節電動按摩的速度，達到減壓的效果；有個遙控器，液晶面板，按鈕複雜程度比我看過任何家電遙控器還難，還有一個按鍵名為「護理鍵」。

本來，她家裏還請外籍看護，但來三個都跑掉。兒子說，是媽媽太難照顧；媽媽覺得兒子透過外籍看護在監視她，所以主動解雇。後來到同心圓，媽媽發現兒子的如意算盤，一週後乾脆不來了，寧願回家也不讓兒子稱心如意。

感覺這對母子在鬥智，還沒確診失智就已經攻防成這樣，一旦確診不知會走到何種地步？

擬撫養協議

他們家是四層木造獨棟電梯房屋，介於別墅和民宿的感覺。二樓點精油，三樓充滿香水百合的芬芳，四樓設有佛堂，燒的是上等檀香。

媽媽的房間在佛堂隔壁，很乾淨，打理得像是醫院病房，用的空氣清淨機是醫療級有HEPA濾網那種，阻隔率達百分之九十九點九七；抽痰機、按摩椅，連輪椅都是特製的。

她要透過花蓮地方法院所屬民間公證人擬撫養協議，所以請我到家裏，先聽聽我的想法，再請我幫忙連結法律資源。

「房子我的，我可以給大兒子，但他必須答應我的條件。首先，我可以無限期住，住到我……嗯，住到不能住為止。」媽媽慢條斯理地說著，「如果我重度失智，撫養原則很簡單，「有錢的就出錢。」

我心想，「合理。」

媽媽又說：「有力的就出力。」

「這是應該的。」

媽媽接著說：「沒出錢又不出力的……」

「如何？」

「不要給我出一張嘴！」

我安靜地聽著。媽媽又詳細說明她的規畫，錢的部分、玩的部分，條列分明，鉅細靡遺。例如規定子女除了每月孝親費，每年端午、中秋、過年都需「奉上心意」；另外，重陽節、生日禮金亦不可少。

因為媽媽年輕時很喜歡旅遊，雖年過八十，遊興未曾稍減，所以明訂每年至少一次出國旅遊，若大兒子太忙則由二兒子帶，依此順位，不得推託，旅遊地點「包含但不限於五大洲與南北極」。

「包含但不限於」，內行的。等一下，不限於五大洲與南北極？所以外太空之旅也算？媽媽應該不易失智，撫養程度與撫養方法，太精打細算了。

維繫和諧的照護關係成功因素很多，金錢不是唯一。兒子拚命想辦法和媽媽成為平行線，但他似乎忽略了法律的規定。只聽媽媽又說：「你別以為我太精明，我從我大哥學到教訓。」

她的大哥失智，子女都不願照顧，丟給她二哥，欺負他人善良，而二哥也逆來順受。大哥的兒子住外地，久久來探望一次，還怕被要求出錢，對叔叔出言威脅，說如果不繼續出錢照顧，就走法律途徑。

她的二哥火了，問姪子：「走法律途徑是吧？真敢講。」他認為親生兒子久久來看爸爸一次，卻連房間都不敢走進去，怕的是什麼？還如此理直氣壯。

這位媽媽把三人口吻學得維妙維肖：大哥失智後的氣憤與無奈，二哥的敦厚與被惹惱後的犀利質問，兒子的推卸責任與懦弱膽怯；她不希望失智後有這些爭執，所以超前部署，先立撫養協議。

上述個案是同一個家庭裏，照顧者想與被照顧者成為平行線；然而，在家訪的過程中，讓我感觸最深的，主要還是失智家庭想與資源成為平行線，完全不想有連結。

明明需要卻拒絕

有一位獨居長者，年約七十，男性，家在山腰裏，很偏遠，我第一次家訪時找了好久。後來與他的女兒約時間，才到他的住處。

他的房子是租的，庭院很大，有一個水池，上面停滿小蚊蟲，堆滿垃圾，環境衛生極不理想。

一進入屋裏，發現他房間很小，門邊是廁所，味道很重，很髒。長者臥床，不太想跟我說話。我跟女兒談，覺得他應該需要幫助，第一是家庭環境的協助，第二是身體上的協助。

女兒拒絕，直接請我離開。

我在返途中一直不解，很訝異這位女兒的反應。大部分民眾在我介紹完有哪些社會資源可用之後，都會認為既然有，自我條件也符合，就充分使用。我努力了解後才明白，這個女兒拒絕的理由是：家裏很髒，不願意讓居家照顧服務員看到。覺得很難為情！

明明有很多資源可用，卻很客氣地婉拒，不是我第一次遇到，也不會是最後一次。個案迫切需要幫助，而且這些幫助可以立即減輕負擔，卻依然斷然拒絕，著實令人不解。

遇到這樣的個案，往往需要更細膩的思考、更周延的規畫與更深入的訪談。很多時候我們在服務個案時，只是看到外表，無法在第一時間感受及了解個案的家庭關係，及照顧者的心理想法與壓力，需要建立信任關係及增加互動次數後，才能累積出不同的收穫。這也是個案管理師每個月要追蹤個案的用意。

這個獨居長者後來終於願意去醫院，原因很戲劇化：為了診斷證明。原來他年輕時有存外幣，匯率波動，升值貶值，他去銀行櫃臺吵：「你們偷我的錢，所以錢變少了。」女兒一直道歉，但他愈來愈激烈，嚴重影響銀行形象。銀行認真考慮提告，先寄出存證信函。我跟女兒說，起碼帶爸爸去檢查，去醫院「確診」，取得證明，最後風波平息。

除了家庭裏照顧者希望和被照顧者成為平行線，照顧者之間也有希望彼此是平行線的。這位失智媽媽是哥哥在照顧，妹妹的理由很冠冕堂皇：「媽媽以前沒照顧過我，所以現在沒有權利要求我照顧她。」但人生最弔詭的，不是怎麼向別人解釋，而是如何對自己交代，更何況還有法律和良心不安的問題。

這位哥哥跟我說，他照顧媽媽也是不得已，語氣中透露著無奈。原來媽媽每到一處機構，明明照服員說媽媽適應良好，但媽媽總是過不了幾天就吵著回家，不是說伙食不好，就是抱怨空間太小，換了五、六家機構，還是不滿意。

在家裏請看護，看護費一天兩千四百元，但媽媽還是不滿意，嫌看護笨手笨腳，不夠專業。哥哥心疼，只好自己照顧。他說，媽媽極不喜歡陌生人進去家裏，所以順媽媽意思。

很多家庭有防備心理，非常不願意別人知道自家有失智長者；而且碰到陌生的人事物會焦慮，他媽媽就是這一類型，所以照護資源進不去。

對照顧者來講，這是一個滿大的問題，而且無解；因為，如果被照顧者堅持抱著排斥態度，再多的資源都進不去，照顧者要獨自承擔照顧壓力，直到被壓垮。

「三明治族」的壓力

每次家訪完開車回同心圓，我在車上都會回想，家屬跟我說的話，或是那個家庭的狀況。甚至直接想到：如果有一天父母失智了，我理所當然會被視為第一順位的照顧者。

學者指出責任有四種基本含義：一、因果責任（causal responsibility）二、角色責任（role responsibility）三、能力責任（capacity responsibility）四、義務責任（liability responsibility）。

為人子女，要回饋、要報父母恩，況且我是護理師，照護會比一般人更專業，這些是角色責任；我是失智個案管理師，比一般人清楚可連結什麼資源，這是能力責任；我從小受的教育使我了解到，我有義務撫養失智父母，這是能力責任；我有義務責任撫養失智父母，這是義務責任。

據統計，有百分之八十的照顧者是女性。一般認為女性細心、耐心，具備照護能力，加上傳統對女性角色本身就定義為有義務照顧長輩。然而，百分之二十的女性照顧者在兩年後罹患憂鬱症；高達百分之八十七有精神耗弱問題；連續睡眠時間甚至只有四小時，每日照顧時數高達十四小時。英國有研究發現，百分之七十四的照顧者，承認自己被照顧工作壓得喘不過氣。

曾聽很多失智症門診醫師分享過：「我是老年失智症門診醫師，很多人帶長輩來我門診，自己也順便看我隔壁間的身心醫學科門診。」

我是個嫁出去的女兒，從北部嫁來花蓮。如果我爸媽失智，或者是中風失能，我可能沒辦法離開花蓮的公婆、放下花蓮的丈夫和小孩，辭去花蓮的工作，回到原來北部的娘家全心全意照顧父母。

如果父母生病了，我到底該怎麼做？公婆生病了，我能像照顧自己爸媽這樣徹底地照顧公婆，當然是沒有問題的。但我又想起：曾有已婚女性友人因為照顧夫家付出的時間遠多於娘家，受到娘家那方親戚的責難，「明明自己的親人需要更多的關照（包括金錢），為何重心總是放在夫家？」

無論臺灣或是全球，照顧的責任有很大比例是落在女性身上，這是不公平的強迫分工。若說男性要負擔經濟，所以女性負責照顧。這又是另一種偏頗。女性難道不能負擔經濟？女性在工作表現上會比男性差嗎？男性為何不能照顧？照顧過程中，有些背負長者之類的工作，男性豈不是更適合？

據統計，全臺灣一千一百五十萬工作人口中，約有兩百三十一萬人因照顧家人而影響工作。愈來愈多「三明治族」承受巨大心理壓力，而長期心理壓力一定會影響生理。有一天你我都會老，也可能需要人照顧，這是全民應該高度關注的議題。

（慈濟同心圓日間照顧中心個案管理師王可潔口述）

失智據點收案及服務流程

個案來源	長照中心 失智共照中心 志工發掘 民眾諮詢				
	電訪				
個管師評估	收案				不收案
	個案		家屬		
服務提供	認知促進緩和失智活動	預防及延緩失智方案	安全看視	照顧者訓練過程 照顧者支持性團體	諮詢專線

規畫一條龍失智確診服務

事前準備	• 訪視及諮詢評估且建立治療性關係及案家同意銜接醫療確診 • 與案家聯繫解釋就診科別、目的，確認就診名單及協助掛號 • 聯繫相關人員與檢查室（主治醫師、心理師、影像醫學部、檢驗科、門診處、志工），並事先安排確診當天流程順序及動線安排
確診前一天	• 電聯案家提醒檢查注意事項與所需用物 • 必要空腹者需提醒：攜帶健保卡、常規慢性病用藥與早餐
確診當天	• 確認健保卡與當天長者狀態 • 協助陪診及陪檢與動向安排及分流
確診後追蹤	• 追蹤檢查結果並安排複診看報告 • 確診個案持續服務／排除個案則結案

小薇奶奶的思念

志工服務是慈濟醫院的特色，輕安居當然也不例外。這個星期一，有五位師兄分配到輕安居，其中一位在角落桌子陪伴小薇奶奶。

下午，師兄離開前，問我：「小薇奶奶一整天不說一句話，只是雙手扶著那個洋娃娃，是怎麼一回事呢？」

「這一切得從一場爭執開始說起。」我笑著向師兄解釋，在天氣炎熱令人煩躁的七月某一天，輕安居兩位重度失智的長者，居然為了教育小孩的方式不同吵了起來，「你這個人怎麼可以對小孩這樣」、「我為什麼不行」，誰也不讓誰，其他長者的情緒也因此受到影響。

有人試圖勸架，有人在一旁議論紛紛，護理師和護佐忙著安撫卻成效不彰。眼看情勢愈演愈烈，其中一名護佐靈機一動，說道：「阿嬤，你看這個娃娃，好可愛喔！」邊說邊將引發爭端的阿嬤帶離吵鬧的現場，遞給她一尊洋娃娃布偶。

阿嬤的橫眉豎目立刻轉化成慈祥笑臉，驚歎「喔！哪裏來的小孩，這麼可愛，你看眼睛又大又圓，得人疼啊！」接著將布偶抱在懷中哄著，早忘了剛才還跟別人吵得臉紅脖子粗哪！

護佐原只是單純想引開阿嬤注意力的舉動，意外獲得極佳效果，也開啟輕安居進行娃娃治療之路。

對娃娃說：「你在哪裏啊？」

星期二，師兄還是陪伴小薇奶奶。小薇奶奶依然整天不說一句話，手抱小娃娃，母愛大發，連一旁經過的護理同仁也一併呵護逗弄，只是小薇奶奶還是不說一句話。但一整天下來，師兄看得出來娃娃確實有穩定情緒作用。

這位師兄得知被分配到輕安居服務時，先上網做功課，得知失智症患者是因腦部功能退化，而出現一連串的行為精神症狀，如被偷妄想、激躁、暴力攻擊行為、錯認、日落症候群、幻覺等，使得主要照顧者長期承受極大的壓力。

但令師兄不解的是：怎麼有人可以一整天不說一句話？

正想著，小薇奶奶忽然自言自語，對著娃娃說：「你從哪裏來？」

師兄想：「不是中國就是越南，現在臺灣沒有工廠做這種洋娃娃了。」但他覺得小薇奶奶應該不會回應自己的冷笑話，忍住沒說。

只聽小薇奶奶又說：「你在哪裏啊？」師兄費盡心思，想盡辦法和奶奶說話，奶奶就是不回答，只是輕聲問娃娃：「你從哪裏來？你在哪裏啊？」

下午離開前，師兄跟我說奶奶很安靜地坐著，完全沒有躁動，跟他了解的失智患者不同。

「師兄你很用功喔，還提前做功課。」我給他一個讚歎的表情，「事實上，如何處理、緩解失智者的症狀，是輕安居團隊最大的考驗。目前除了藥物治療之外，非藥物（輔助療法）的治療也逐漸成為主流，包含懷舊治療、音樂治療、認知訓練等；娃娃治療對於重度失智症患者，也是一項相當有意義的治療，在國外已施行多年，只是目前在臺灣鮮少被運用在臨床照護上。

「我雖不懂學理上的專有名詞，那些療法什麼的，但我看得出來，娃娃治療很明顯有效果。」師兄說。

「對的。」我帶著自信向師兄說明：「這個洋娃娃引領著我們找到使重度失智症長者穩定下來的新方向。」

對娃娃說：「你現在好嗎？」

星期三，師兄發現小薇奶奶對洋娃娃真是愛不釋手，逗她、小心地抱著、哄著，替她整理衣服，情緒很穩定。

「你現在還好嗎？」小薇奶奶忽然冒出這一句，彷彿平地響雷。現場在帶活動，但因小薇奶奶不參與、也不和人互動，就順她的意思，安安靜靜地坐在一旁桌子邊。陪伴的師兄因為全心全意專注在小薇奶奶身上，周遭聲音彷彿靜音。所以當小薇奶奶突然開口，他反而嚇一跳。

下午離去前，師兄說：「我來三天，奶奶只說過三句話。」我說：「師兄你很棒喔！你真的很棒，你知道為什麼嗎？奶奶從來、從來不跟輕安居任何一位工作人員講話。所以你真不簡單，來沒幾天就讓從不開口的奶奶說話了。」

師兄被我稱讚到有些不好意思，搔搔頭，靦腆地說：「奶奶也不是跟我說話，她都對著娃娃說呢！」

「確實啊！」我對師兄補充：「娃娃治療激勵了護理團隊的工作士氣，更激發我們從實證的角度尋求更多文獻的支持，幫助我們了解進行娃娃治療的要領與技巧。大家回家翻箱倒櫃，找出自己小時候的布偶，還到嬰兒用品店買了兩尊擬人娃娃，讓其他阿公、阿嬤抱起來更有真實感，並觀察其他阿公、阿嬤與娃娃互動過程的表情、反應、情緒等變化。」

星期四下午，師兄離開前，特地問我：「小薇奶奶的兒子有來接她嗎？」

「有啊！天天接送喔。怎麼了嗎？」

「這就奇了。」師兄搖頭晃腦，陷入長考。

「奶奶今天有跟你說話嗎？」我很好奇。

「我聽到小薇奶奶說，『兒子，我好想你啊！』一直重複，她真的把娃娃當成兒子了。」

「對的。」我們發現，雖然輕度失智的阿嬤們知道娃娃是假的，仍會尊重它、愛護它；娃娃也拓寬了我們與阿嬤之間的話題，談論更深及內心層面的感受；阿公們的反應則是比較靦腆，抱娃娃時總是正襟危坐不敢亂動，一個抱不好，旁邊馬上有阿嬤接手，口中還叨念著：「這樣抱囡仔不對，交給我！」

阿嬤們彼此間也會比較誰抱小孩的姿勢正確、跟娃娃講做人的道理、唱老歌給它們聽等等。有幾次為了照顧小孩，阿嬤不肯吃飯，護佐又找來舊布裁成古時候的「揹巾」，讓阿嬤將娃娃纏綁在背上，才肯安心吃飯。「她們對娃娃涉入情感，可能比你我想的更深喔！」

「不！」師兄很肯定，「我覺得小薇奶奶那句『兒子，我好想你啊！』好像沒那麼簡單。」

「此話怎講？」我更好奇了。

「我說不上來，明天志工服務最後一天，我看看能不能再聽小薇奶奶多說一點。」

對娃娃說：「對不起啊！」

隔天早上，師兄還是陪伴小薇奶奶。小薇奶奶還是抱著娃娃，抱著抱著，忽然哭了！師兄慌了，靠近聽小薇奶奶說什麼，聽不清楚；再靠近些，還是聽不清楚；再靠近些，聽清楚了，全身好像被通電一樣。

到了下午，我在辦公室，師兄進來告假，我笑著問說：「師兄，小薇奶奶又跟你說話了？或是你有心得要分享，還特地跑來告假？」

師兄欲言又止，似有難言之隱。我說：「師兄，沒關係的，我了解，如果不方便說，或是認為因緣未到，就不要……壓抑，一定要說出來。」

「說出來？」師兄還是遲疑。

「必須的。」我再推他一把。

「好，就算你不問，我特地來找你就是為了說我的事。」

師兄小時是被父母遺棄的。他刻意用「遺棄」這麼重的字眼，因為很難理解怎麼會有雙親忍心丟下孩子不管，送給別人養。「我養父母生意失敗，家道中落，養父藉酒澆愁，我成了他酒後的沙包，嘗盡家暴，吃足了苦頭。」

「所以你不難想像，我有多恨我生父、生母，要不是他們把我送人，我不會落到時常挨餓、飽受欺負的地步。我恨他們，發誓有一天一定要找到他們，當著他們的面問：什麼父母會把自己小孩送人？讓他們永遠抬不起頭來，我一定要讓他們難堪，讓他們知道因為他們的決定，我吃了多少苦，受多少委屈。我發誓無論他們躲在天涯海角，也要把他們找出來。」

我問：「那……你後來有找到嗎？」拜託答案千萬是沒有。

「怎麼可能沒有？我歷經千辛萬苦，動員所有人脈，終於讓我找到了。我生父已去世，生母腎臟腫瘤，是癌症末期。我去醫院看她，她多半意識不清，全身及四肢水腫，肺部嚴重積水，還必須洗腎。洗完全身發冷，肌肉及關節僵硬。她一直喊好痛好痛，痛得想在地上打滾。隔日舌根長出大血泡，有雞蛋大小，塞住支氣管，呼吸困難，後來血泡破了，吐出血水，又再長出。全身忽冷忽熱，一直跟我說全身感到冰冷，冷到不停打顫。我沒去過地獄，但感覺此刻我生母應該是寧願去地獄，也不願多留一分鐘在床上。那才叫痛不欲生，慘不忍睹。」

我一言不發，繼續聽師兄說。

「沒過多久，我生母陷入半昏迷狀態，只能偶爾睜開雙眼。我只是覺得很奇怪。」

「奇怪什麼？」

「我那麼恨她，看她那麼痛苦，照理說應該覺得那是她的報應，應該覺得很暢快，但是你知道嗎？我沒有。我完全沒有一絲一毫的復仇感覺，只是很冷靜地在旁邊看，像是看一位陌生人。」

我繼續聽師兄說，不發一語。

「生母過世後，我偶爾想起她，還是很恨。因為把我送給人養是出自她的決定。但她人都死了，還是影響著我，控制著我的情緒。我想破腦袋，想不出為什麼還是恨她？她明明死了，而且死前受了極大的痛苦。」

我知道為什麼。但我先不告訴師兄，我有預感他會自己把原因想通。

「今天早上，我還是陪伴小薇奶奶，小薇奶奶還是抱著娃娃，抱著抱著，小薇奶奶哭了。我慌了，還好沒人看見。我靠近聽小薇奶奶說什麼，聽不清楚；再靠近些，還是聽不清楚；再靠近些，聽清楚了。」

「小薇奶奶對著手中娃娃說，『對不起啊，我不該把你送人，我好後悔啊，你現在還好嗎？你到底在哪裏啊？我好想見你，跟你說我不是故意要把你送人。我對不起你，真的好後悔把你送人。我想見你，你在哪裏？你過得還好嗎？對不起，我不是故意要把你送人的。』」

「我才知道小薇奶奶把娃娃當成她兒子，那個被她送人的兒子。她二十歲時把孩子送人，現在九十歲了，一生那麼多日子裏發生那麼多事，失智後卻只記得這件事，這件她認為一生做過最錯誤的決定，她一生最後悔的事。」

「因為這個決定，她良心不安七十年，她被後悔折磨了七十年。她失智後，這個遺憾還是繼續，後悔還是繼續，對兒子的思念還是繼續。我忽然想到我生母，她一定有很大的苦衷才把我送人，我如果沒有離開原來家庭，可能我童年就死了，根本沒有後來的我。但我帶著怨恨長大、帶著怨恨工作、帶著怨恨結婚、帶著怨恨過一生，直到我看見失智的小薇奶奶把娃娃當成兒子，跟他說對不起，那一刻我原諒生母，我完全原諒生母；那一刻我停止怨恨，徹底寬恕。完全的寬恕，我才得到真正的平靜、永遠的平靜。」

我就知道師兄自己能想通，我的預感向來很準。

（慈濟同心圓日間照顧中心主任張幸齡、個案管理師曾玉玲口述）

娃娃治療

娃娃治療（Doll Therapy）是指背著（擬真）娃娃，擁有娃娃或照顧的行為，付出關注或產生互動。

對象：重度認知功能障礙（遊走、激躁行為、日落症候群）、年輕時有照顧小孩且是正向經驗。

時間：可一整天，或在長者症狀發作時段之前給予。

方式：先讓長者看到娃娃，確認長者有興趣，再將娃娃交給長者。

內容：會出現照顧行為，如先向前傾迎接娃娃、抱娃娃，搖晃它的雙手、碰觸身體，以手掌支持嬰兒娃娃的頸部，叫喚它，為它穿衣、與它說話，用自己其中一個孩子的名字幫它取名等。

成效：抱娃娃使長者感受到被需要、有用的，提升自尊、愛人和被愛，抒發情緒。

失智長者和一般人一樣，有依附、親密關係的需求，透過娃娃可反映自己的情緒、感受，轉移情緒狀態。娃娃治療對其認知不會有所改善，他們無法分辨娃娃是虛假的，但會真誠希望可以照顧它們。

自從娃娃出現在輕安居後，長者的焦慮、躁動狀態明顯改善，心靈上得到寄託，減少使用鎮靜藥物。而且，照料娃娃的生活起居，彷彿讓他們回到往昔打理家務、照顧小孩的記憶中，重拾愛人、照顧他人的能力，也獲得尊嚴。

看到老人家哄小孩、抱小孩或逗小孩的方式，也能從中推測出長者以前照顧小孩的方式，拉進照護員和長者以及長者彼此間的距離。

輕安居的娃娃療法，讓失智症長者的晚年生活不再單調乏味，而是沈浸在過往的甜蜜回憶中。

如何走完剩下人生

這是一個很平凡的家庭，一對尋常夫妻，公務員退休，孩子都是百大企業中階主管。退休後，假日夫妻去跳國標舞，生活豐富多彩多姿。本以為可以悠閒到老，沒想到丈夫退休第二年就確診巴金森氏症，合併失智。

太太知道丈夫狀況只會愈來愈不好，從一開始丈夫日常生活尚能自理的時候，就決定積極勇敢對抗，充滿信心跟希望。

六年過去了，在醫院來來回回，兩年前丈夫健康疾速下降，退化加遽，太太推著輪椅經過同心圓，看到長輩笑得很開心，想進來問又不敢，這樣大概五、六次，覺得丈夫這麼嚴重，應該不會被接受。

半個月前，她終於鼓起勇氣進入詢問。

丈夫重度失智，坐輪椅，我試著跟他互動，完全沒反應，面無表情。子女都在外地工作，家中只有妻子陪伴。身為機構管理者，我主要考量的是：第一，雖然他安靜，因為風險高，照護困難度增加；第二，他真的能夠融入我們？不管是活動或伙食。

我覺得太太眼神裏透露著極度渴望，期待先生可以從家裏的環境轉到這裏，我仔細評估後，還是同意了。

去做一件你想做的事

退休前兩人規畫很仔細，無論是出國旅遊或社區志工，從再進修到投資銀髮商機，他們嚮往著、憧憬著；退休之後，丈夫罹患巴金森氏症合併失智，夫妻所有計畫瞬間成為泡影。

太太陪了八年，我從她言談中感覺到她的疲憊，我也可想像這樣的家庭，面臨這樣狀況，持續走了八年的艱苦與辛酸。現在丈夫送來同心圓，狀況也穩定了，我認為太太需要喘息，雖然太太堅持在同心圓陪伴，我建議她可以有兩、三個小時去做自己的事情。

「我可以嗎？我很久沒有自己的時間了。」太太半信半疑地問我。

「當然可以啊！」我鼓勵她。

「你有什麼建議？」

「我建議你去燙頭髮。」

太太一怔，說：「我是問，關於失智照護的建議。」

「這就是關於失智照護的建議。你覺得無關嗎？我們提供的不止有個案的照顧，還有家屬。家屬也需要照顧，這樣她才能做好照顧這件事；長久處在高壓力之下，你的生理、心理、經濟負荷，身心健康一定已經受到影響；照顧者的自我照顧很重要，先照顧好自己才能照顧家人；沒有身心健康的照顧者，就沒有好的照顧品質。首先，你要設法讓你的生活過得有品質一點。」

「生活品質？」

「對。」

「為了照顧他，我連自己的生活都沒有，何來品質？」

「這就是了。就是這件事：去做一件你想做的事，任何你想做的、只要能讓你放鬆、使你開心的事都可以。」

她真的去燙頭髮，那天下午來辦公室告訴我，「你看看，我這一下年輕許多，我也很美麗對不對？」

我說對啊，這樣就對了。不要硬撐，也不要有「我怎麼讓別人來照顧自己家人」的罪惡感，適度求助社會資源，建立良好的支持系統，絕對有必要。

有了這次嘗試後，她也覺得不用那麼緊繃，可以短時間離開先生身邊，去做一些自己的事。她不是沒想過，她需要人提醒。我們不止照顧失智長者，長者的照顧者也在我們關心之列。

是你需要他還是他需要你

但僅僅一週後，太太又回復憔悴與疲憊，照顧重度失智的壓力與辛勞全寫在臉上。針對這樣的照顧負荷，我邀請她參加我們失智據點的家庭照顧者支持團體。她去了，很開心，一直跟我說很有幫助，家屬同質性高，課程裏面有一些東西讓她感覺得到支持；透過家屬之間的分享，也放鬆自我，主要是看到別人跟她有一樣的問題和困擾，她會去了解別人是怎麼克服的。

太太跟我說，好幾次都送先生到急診，因為血壓高，先生抱怨極不舒服，太太心疼。但送到急診檢查結果也沒事，又帶回來。那就很累，要送也不是，不送也不是，可是很怕先生這樣躺著躺著睡著，會不會叫不醒？

還有另一個嚴重問題：飲食。先生吃不下，愈來愈瘦，沒有體力也沒有抵抗力，讓太太更擔心。所以她在家唯一做的事就是盯著丈夫吃，但他吃很少，她又捨不得丟，只好吃剩下的；或是先生只吃三分之一，其它都掉地上，她又要清理。先生有時突然想吃，又叫她準備，等弄好端上桌，他又不吃了。

這天太太問我：「他抗拒吃藥怎麼辦？」

通常我不會直接回答問題，我問，那他平常藥都怎麼吃？那天你給他吃藥的過程有什麼不同嗎？過程比結果重要。

原來星期四她帶丈夫去門診，她跟醫師討論是不是讓丈夫裝鼻胃管，因為光是吃飯問題就把她弄得好累。

「你有問過先生要不要鼻胃管？」我說。

「我問過啊，他說不要。」

「他都跟你說不要了，你還在門診當著他的面跟醫師討論，那不是很傷害他嗎？」

「所以他在跟我生氣？經你這麼一說，我想起來了，當時在床上，我就注意到他的表情有變化，好像在生氣，原來是在氣這個。所以不能讓他在現場聽？但是，他聽得懂嗎？」太太很疑惑。

「他聽得懂啊。」我很肯定。

我又問：「你先生可以跟你聊天嗎？」

太太想了一下，說：「可以啊。」

「好，那我再問你：每一天除了睡覺，你每天跟他在一起有多少時間是快樂的？」

「帶他來同心圓的時候，我是快樂的，因為我看得出來他很快樂，當他快樂，我就快樂。」

「那週末週日呢？」

她又想了一下，說：「不快樂。」

「為什麼？」

「我覺得還是好累啊，每天戰戰兢兢的，看他有沒有多吃一點。」

「所以是你需要吃藥，你需要吃飯，不是他。」

「可是他都沒有吃。」

「你再聽我講一次：是你覺得他需要吃藥；他太瘦，必須要吃飯；所以，是你需要他活著。」

太太聽懂我的意思，說：「有時他甚至跟我說，讓我死了好了，我活得很痛苦。」

「那你為什麼還讓他吃藥？」

「不吃藥他會死啊！」

「所以是你要他活著？」

「唉，你說的對，他都說『讓我死了好了』。」

「現在把你自己想像成是你先生，有巴金森氏症，又是失智，想要動的時候沒辦法動，想講話講不出來，沒有人理解的狀況。你覺得你在過什麼樣的日子？」

她說不出話，我說：「雖然你沒有巴金森氏症、沒有失智，但你跟他一樣痛苦。」

她紅著眼眶說：「但是我不能沒有他，我不能想像沒有他的日子，我不能。沒有他，我一定會很孤單。」

「所以，是你需要他活著。過去，他是愛你、照顧你、陪伴你的人，現在角色完全倒轉，他對你發脾氣，完全不領情。」

陪伴不是做你要他做的事

「他生病了，我不怪他。」

「是嗎？他生病了。你都知道他生病了，你還加重他病情？」

「我哪有？」

「沒有嗎？你每天都跟他作戰：他不想吃，你叫他吃；他不想走路，你讓他走路；他講不出話，你要他回答。你不是每天都在跟他敵對？你覺得這是愛他嗎？」

她不說話，我又說：「你覺得你自私嗎？你要他活著，陪你，對嗎？可是他沒有辦法陪你，他陪不了，因為他不能陪你散步、不能陪你談心，不能這個、不能那個，他再也不是以前年輕那保護你、愛你的人，反而讓你什麼事都不能做：你沒有自己的時間、沒有自己的生活、沒有自己的社交圈。」

她還是不回答，我又說：「你希望他活到幾歲？」

「最好一直活著。」

「那你覺得，他希望自己活到幾歲？」

她不說話。

「他活得愈久，你的照顧困難度愈高，我想你很清楚這點。他活得愈久，生活品質就愈差，不止他的，當然也包括你的。那，你希望他這麼活著嗎？你有權決定嗎？」

「我希望沒有！我多想告訴你，我希望我沒有，你懂嗎？」

我讓她慢慢哭泣，慢慢把壓力釋放出來。過了一會，我說：「換作是你，你要這樣活著嗎？你一直覺得，全部退休金給他都願意、二十四小時照顧他也無怨無悔。你還想要什麼？」

「我只想靜靜陪在他身邊。」

「好，就來說陪伴。不是你人在他旁邊就算陪伴，是透過陪伴，給他需要的，你也獲得滿足。現在你們相互對立，彼此痛苦。首先，從吃的來，你不要再逼他吃，他當然要吃，你換一個很小的碗。如果他吃小碗的量，那很好；如果他還是連小碗都不吃，那好，你把碗放下，先不要吃。你就問他：『那你現在想要做什麼？』他可能想睡覺，想聽音樂，想發呆，不管他回你什麼，你都說好。就是陪他做他想做的事，做完，他想吃了，再吃。」

她想了一下，又問：「如果他還是不吃？」

怎麼又繞回來？我說：「那也是很自然了，至少他沒有任何痛苦啊，如果今天活著，每天都被你盯著吃飯，痛苦地活，有何意義？所以你分明就在過巴金森氏症病人的日子，不是嗎？」

太太開始改變，我看她在聯絡簿寫下：

一、下課回家後，精神一直都清楚。

二、七點半睡到早上六點五十起床，中途沒尿尿。

三、七點五十，血壓一百二、六十五，超好的。

四、早餐麵包吃了四分之三個。

五、讚美我泡的茶很不錯。

對我而言，心裏也放下一顆大石。因為她好，照服員也不會擔心，特別是主責的照服員，心理壓力其實滿大的。

之後再跟她談，她明顯放鬆不少，我卻轉為嚴肅：「你有兩個課題要去面對：第一，你先生會離開。多久，不知道，有長有短，你不能太執著，要知道，萬一很長，你就過得愈辛苦；第二，你要面對先生走後，你如何走完剩下的人生。」

她說：「累的時候我總想，他什麼時候才會去世。」

我握住她的手，柔聲說：「把握可以陪在他身邊的每一天。」

（慈濟同心圓日間照顧中心主任張幸齡口述）

病人自主權利法

臺灣於二〇一九年一月六日施行《病人自主權利法》，是臺灣、甚至是亞洲第一部以病人為主體的專法。

《病人自主權利法》第五條規定：「病人就診時，醫療機構或醫師應以其判斷的適當時機及方式，將病人的病情……等相關事項告知本人。病人未明示反對時，亦得告知其關係人。」臨床執行上以病人同意為優先，關係人同意為輔助，更強調病人有知情、選擇與決定的權利。

除了病情告知外，為維護醫療自主及善終權益，《病人自主權利法》亦規定民眾可經「預立醫療照護諮商」後，簽署自己的「預立醫療決定書（Advance Decision，簡稱AD）」，未來符合下列五項臨床條件下，可以選擇拒絕或接受維持生命治療及人工營養與流體餵養——

・生命末期病人

・處於不可逆的昏迷狀況

・永久植物人狀態

・極重度失智

・其他經中央主管機關公告的病人疾病狀況，或痛苦難以忍受、疾病無法治癒且依當時醫療水準無其他合適解決方法的情形。

病人自主權利法和安樂死不同。安樂死或醫助自殺在臺灣並不合法，其作法是病人自己主動拿藥物來終結生命；病人自主權利法主張回到最初，讓病人自然地走，不以醫療加工來延長生命。

我們該反思的是，當身體已經衰敗到一定程度時，留住的那一口氣是生命還是痛苦。疾病不是懲罰，是教育。它常常迫使人重新檢視人生的意義：活在當下，珍惜所愛。

輕安居大使

九十歲的湘雯奶奶第一次來輕安居時，我從護理長辦公室看出去，只看到她一人站在護理站前，穿著日式旗袍，站得好挺，完全沒有駝背，身形非常美，有一股難以形容的氣質，給人舒服的感覺。同樣身為女性的我，被她散發出來的宜人風采深深吸引。

她雖然中度失智，不太能表達。但世上有一種人，就算不說話，旁邊的人亦能感受到她的修養、內涵與家教。她吃飯很慢，但動作優雅；髮上用木簪，流蘇珍珠環墜，整個人彷彿從古典小說裏走出來。

原來湘雯奶奶當過議會的議長。在她的年代，女性要拿到高學歷不容易，從政更是困難。但她是人中龍鳳，超拔不俗，想與她競爭的男性瞠乎其後，難以望其項背。

半年後，她兒子也進來輕安居；我們很震撼！

母子其實不用介紹，大家一看，外貌不用說了，談吐、儀態和家教，一看就知道是母子。雖然母子在輕安居互動並不熱絡，但彼此感情很好。我們帶活動時，不會刻意把母子分在同一組，因為原則之一：不一定把認識的放在一起。為了促進人際互動，我們把彼此不熟的，或者是多話和沈默的人一起，活潑和文靜一組，引發他們彼此之間多多交流。

記錄香菇的成長，詳細

兒子是曾經被派到日本的大使。臺日斷交後，大使改稱駐日代表，但我們還是尊稱六十五歲的他「大使」。那一年，他其實是跟太太回來探親，可是突然出現一些精神行為症狀，就醫診斷結果是巴金森氏症，輕度認知功能缺損，還不到失智程度，身心科轉介到輕安居。

他的名字最後一字是松，所以我們都叫他松伯。有別於媽媽的古典氣質，松伯像是現代英國紳士，他長得很魁偉，但待人和氣。不知是否在日本待太久，跟人打招呼時上身會微微前傾，面帶微笑，給人謙謙君子、如沐春風的感覺。

松伯話不多，很靦腆，跟我們溝通都是用寫的，活動不太參與。沒關係，當時流行在辦公室種植香菇，我們請他做紀錄，記錄香菇的成長。看似打發時間，其實不然。松伯把記錄香菇的成長當成一件非常重要的事。不但每天簽名，如果有人經過，問他香菇養得如何，他還把人名記下。

輕安居長者有識別證，工作人員有職員證，所以松伯的紀錄本上，會有「陳先生」、「王小姐」在幾點幾分，問了什麼問題，停留多久，一絲不苟，非常認真。

松伯在輕安居的某個角落有固定桌子，常安安靜靜地坐著。我們不希望他因為巴金森氏症而完全不動，鼓勵他：「你如果沒有參加活動，可以幫我們觀察，記錄活動。」他覺得滿好的，認真地觀察，思考，下筆。

有些時候，我還滿喜歡從護理站的位置觀察他寫東西。雖然他面露憂愁，但一筆一畫，彷彿一位雕刻大師正在刻畫傳世經典名作。

他用來記錄的本子不是有格子的，是A4白紙合成一本。但他的文字行行之間都保持一樣距離，彷彿寫的時候紙上有畫線，但其實沒有。如果他來輕安居時忘了帶這個本子，一定叫他太太回家拿。

本子，成了他生命當中的一部分，讓他覺得在輕安居是有任務的，也就是寫工作日誌。由於被賦予職責，促發他的使命感，精神有寄託，每天來輕安居都有期待。

寫輕安居工作日誌，客觀

在輕安居，長者不一定要完全配合所有活動，他可以選擇做他想做的事。

我們依據他的背景和專長，靈活調整，讓他在這個環境下，可以開心做自己。所以我們讓松伯做的事，對他很重要、很有幫助：保持動腦。

我其實更期待看到他寫什麼。不看還好，一看大驚。他寫輕安居工作日誌非常客觀，如有記載爭執事項，他完全中立，不偏袒工作人員，誰對誰錯，前因後果，都分析得頭頭是道。

例如，他記錄某天某位長者拿脫鞋追著工作人員跑，把起因、經過、對話、工作人員逃跑動線，全寫得清清楚楚，彷彿電影分鏡畫面，活靈活現，歷歷在目。最後還有「缺失改進」欄，不是建議輕安居內部管理怎麼改善，而是指出工作人員逃跑動線有誤，該怎麼逃才不會被長者追到。

我身為主管，看他寫的日誌，內心五味雜陳，能反思一些照顧上面的問題。照服員跟我開玩笑說：「阿長，如果我休假，第二天來，想知道前一天發生什麼，就看他的日誌，無縫接軌，絕無遺漏。」

松伯心地善良。他在日本時，於私方面，遇上留學生沒錢的、生病的、剛去沒地方住的，都會多多關照，廣結善緣。早期電訊不便，臺灣人出國旅遊如遇突發疾病緊急送醫，輾轉聯絡到他，無論是到醫院探訪、家屬探病接送等都會全程參與。若住院者是女性的話，他會帶太太去幫忙。他的想法是，一樣是女人，彼此好說話，照料上也比較方便。

於公方面，松伯負責境管局、海關、警察等日本官方機構的聯繫，認識許多日方高層人士，甚至結為好友。當他的日本友人得知他回臺灣探親，卻發病不能返日，甚至有三位日本友人來輕安居看他。人緣之好，可見一斑。

接受無法接受的結果

因為發病而來輕安居，松伯總是不能接受自己的狀況，常想：「我怎麼會變這樣？」在花蓮不是住自己的地方，太太有寄人籬下的感覺；他跟太太在日本生活將近四十年了，生活圈都在那；唯一的兒子又在日本，希望父母能回日本；得知日本有治療巴金森氏症的實驗療法，他想試一試。基於這四大因素，使得輕安居有史以來第一對母子檔離開了。

三個月之後，我收到松伯從日本寄來的信：

尊敬的幸齡護理長、主護玉玲護理師以及輕安居的工作人員：

返日之後，一切安好！這裏的日照中心無法每天去，一個星期最多只能去三天，我只好去不同的機構，一個星期輪流到兩家至三家日照中心。雖然也得到很妥善的照顧，但無法像輕安居一樣跟固定的長輩、熟悉的照顧者一起，頗為悵然。

自我生病後，從不擔心未來，只是覺得很對不起太太。太太凡事為我著想，我很遺憾今後不能好好補償她，為她做更多。我知道我將來的狀況只會一日日更糟，漸漸無法照顧自己，必須依賴太太，每思及此，更令我愧疚不已。

晶片植入手術很成功，效果卻不如預期。如果電的調控不佳，我情緒起伏很大，跟我原來個性完全相反。太太卻依然無怨無悔地包容、忍受我的一切。一個人的時候，我常常想，她身體還很健康，應該去過她想過的日子。

自從她嫁給我後，就跟著我來日本。一開始很辛苦：離鄉背井，語言不通，人生地不熟，家人朋友全在臺灣，我又忙於公事，鮮少陪她。她未曾抱怨，還跟我朋友說她嫁了一個很好的丈夫。

我很後悔過去沒有多花一些時間陪她。雖然北海道白雪皚皚，京都櫻花、山梨縣楓葉都曾有過我們的足跡，但我知道隨著我身體一天天變差，這些記憶也將慢慢流逝，消失殆盡。我願意付任何代價，只要能再陪她出去走走。

這個病讓我學到一件事：疾病最可怕的地方，就是它不但會傷害你，還會傷及你最愛的人。各種各樣我們無法預料的事、無法想像的事，都會發生。而我學會的，至少是我從自身經歷學會的，只有當我們接受這些令人無法接受的結果，才能有所幫助，無論是對我們所愛的人，或是對我們自己。

從擁抱中學到什麼

收信後不到半年，松伯退化速度超越預期，作息常規無法自理，語言無法表達，寫字也無法寫了，住進二十四小時照顧中心，半年後離世。

松伯是我護理職涯裏深刻觸動內心的長輩。他回日本前，我們在輕安居舉辦歡送會，做了一張三摺的超大卡片，當他的「畢業證書」，用照片說故事的方式，把他在輕安居生活的點點滴滴詳細呈現，每個工作人員都在卡片上暖心留言。最後擁抱別離時刻，很多人都哭了。

我一直在想：為什麼一個失智長者可以讓我們這樣的感動？我們為很多長輩舉辦歡送會，松伯得到最多擁抱、最多眼淚。從他身上，我們學到什麼？

第一，松伯做事有條不紊，一絲不苟，絕沒有「差不多就好」，總是實事求是，非常嚴謹。巴金森氏症和失智症的共病性很強，醫師下的診斷是「失智」。松伯的臨床失智評估量表分數是零點五，其實是滿輕的。我的副護理長看了松伯寫的工作日誌，問我：「阿長，這位算失智嗎？」

第二，失智不等於智能障礙，而且失智個案不是一整天都處於失智狀態。他某些時候思緒很清楚、心理狀況是很正常的。所以在照顧過程中，如果只是照護「失智症狀」，而沒有從這個人的身上去了解他的背景，那是很可惜的。

第三，我後來在社區照顧更多類似松伯的長輩，會永遠記得他在輕安居裏，教我如何待人處事、如何用心照顧病人。

第四，一開始確診巴金森氏症，認知功能缺損，屬於輕度認知障礙（Mild Cognitive Impairment, MCI）的個案，如果沒有好好地維持，很可能三到五年就真的進入失智程度。

於是我們認真地幫松伯維持，雖然他一開始很排斥，尤其是媽媽也在輕安居，應該有一點自尊受損。但令我們意外的是，他完全沒有躁動，只是在角落的桌子上，一筆一畫地記錄輕安居的日常，不用照服員特別照顧。

（慈濟同心圓日間照顧中心主任張幸齡、個案管理師曾玉玲口述）

修女研究（The Nun Study）

美國神經醫學會期刊（American Academy of Neurology）研究發現：不動腦的人罹患失智症的比例比常動腦的人多三倍。

二〇〇三年，美國學者大衛．斯諾登（David Snowdon）發表一項名為「修女研究（The Nun Study）」的成果報告。報告指出，修女馬提亞（Matthia）在一百零四歲去世前並未發生失智症狀，去世後解剖大腦才發現，其大腦已呈現「中度」阿茲海默症的病理變化。

這項發表於《內科學年刊（Ann Intern Med.）》的報告認為：馬提亞修女從年輕時便投入教育工作，不僅長期參與活動，身動心也動，身心皆動的結果，儲存了許多健康本金，禁得起疾病的提領。所以，當她腦中產生病變，卻沒有出現症狀，實可為健康老化的最佳典範。

美國耶魯大學萊維（Becca R. Levy）教授對六百位超過五十歲的人進行一項研究，要他們回答幾個簡單問題，像是「將來我老了，我是比年輕時沒用」之類的；二十年後，結果顯示，對衰老持樂觀積極態度的人，比消極的人平均多活了七點五歲。

對死亡或衰老的態度真的會影響壽命？求生意志愈強，對延長壽命愈有利？答案恐怕是肯定的。因為這樣的人會選擇一種讓自己更健康的方式去活，當然有助於延長壽命。

掀開美好記憶

阿嬤八十六歲，罹患阿茲海默型失智症。剛到輕安居時，她呈現慢性混亂的護理問題。因為短期記憶減退與認知功能退化，阿嬤出現煩躁不安、遊走、重複言語及重複行為等行為障礙。照顧者不堪負荷，掛診精神科後轉介到輕安居病房住院治療。

我想藉由個別性懷舊治療，改善阿嬤行為障礙出現的頻率，並提升自我的專業程度，進而降低其他照顧者的負荷。

懷舊治療是護理功能的獨特展現，藉由回憶有意義的往事及言語述說，達到改善情緒、促進社交互動與適應行為等功能。阿嬤因為行為障礙出現頻繁，無法持續參與輕安居的團體活動，於是我以一對一的方式，次數與時間視阿嬤體力及懷舊性質而定；主題以具正向意義及潛在影響力為主，採關懷性傾聽、接納態度、正向回應、經驗分享、激發有用感，開放式問題及使用主題相關的引導物，如照片、童玩、佛具等技巧進行。

適切的口頭保證

阿嬤是客家人，不識字，發病前職業為家管；主要語言為閩南語及客語，信仰佛教和道教；育有一子三女，兒女皆成家立業。丈夫二十年前因胃癌過世，家族裏無精神科或內外科病史，成員健康狀況良好，由兒子與媳婦共同照顧。家中經濟小康，兒子是主要經濟來源及決策者。兒子說，阿嬤發病前個性多疑、固執，最愛看電視、念經或逛市場，生病後個性與興趣無差異。住院期間由兒子往返接送，假日由家屬在家照顧。

在我開始進行個別性懷舊治療前，阿嬤表現出煩躁不安、企圖到其他地方（返家）、不斷重複某種動作（遊走、看錶）、重複句子或問題（要回家照顧孫子）表現為主，每個項目的頻率每小時都有，且中午最密集。

經由口頭安撫、陪伴或轉移注意力皆無效。若未立即聯絡案子前來接送返家，阿嬤會出現跪在地上乞求要回家、頻遊走於病室找尋回家的路，並出現冒冷汗、喘等生理現象；返家後煩躁不安、企圖到其他地方（去醫院）、不斷重複某種動作（算錢）、重複言語（吵著找醫師、要找錢）等情形。

我所設定護理目標為——

短期目標：把阿嬤每日平均來院時間，由二至五小時提升至八小時；煩躁不安出現頻率由來院的每小時都有，下降至二至四小時的頻率。

中期目標：把阿嬤煩躁不安、企圖到其他地方、重複言語及重複行為出現頻率，下降至當天來院二至四小時；柯漢氏躁動行為量表由二十四分下降至八分，與特定住民有被動正向社交互動。

長期目標：繼續把阿嬤煩躁不安、企圖到其他地方、重複言語及重複行為出現頻率，下降至當天來院中小於十次；柯漢氏躁動行為量表下降至二分，與非特定住民有主動正向社交互動。

依據護理目標，我每週一次，每次三十到五十分鐘共六次，對阿嬤進行個別性懷舊治療，內容分為兒時生活、宗教信仰、結婚、育兒經與婆媳關係五大面向。

首先是兒時生活。我拿出照片、竹蜻蜓、沙包，請阿嬤說那是什麼，也請她說出小時候的玩具有哪些？玩的方式、時間？最喜歡玩的玩具？製作方式？

阿嬤說：「出世前，阿爸就死了，是阿母靠織毛衣及其他兄姊賺錢養家。所以小時候就鮮少出去，或跟其他朋友玩。有玩過沙包及竹蜻蜓、跳繩；會剪舊布縫成沙包，邊玩邊念：一ㄟ炒米香、二ㄟ炒韭菜、三ㄟ……那掉下來就輸ㄚ，我都有贏有輸啦！」她神情愉悅，侃侃而談，語調高亢。

我又問阿嬤，全家福照片內的人，除了童玩，童年生活如何度過？印象最深的事？

阿嬤回憶：「小時候攏卡歹命，十二歲就開始學起火、煮飯、綁草菸、養家禽、織毛衣……下午才跟鄰居小孩玩，傍晚繼續做家事。」她指著照片跟我解釋：「這是阿母、大姊……小時候看人家厝邊隔壁ㄟ有去讀書，我也足想要去讀。隔壁有一個老師一直跟阮阿母講，讓我去讀書。阿母講女孩子讀什麼書，長大也是要『賣』掉。雖然自己會怨嘆，但怨嘆也沒路用。想想ㄟ，阿母除了沒給我讀書外，其他都對我很好。若有吃的、玩的都會給我，也沒有打過我。」講這段童年往事時，她語調較低沈，神情明顯失落。

過程中，我完全傾聽、表示關切並持續眼神接觸，不批判、肯定母親一個人帶小孩、對小孩的付出。我以開放話題引導阿嬤，肯定她的用心及懂事：「小小年紀就要做家事，還做得這麼棒，幾乎所有的家事都會，真不簡單！」

談話間，我隨時注意阿嬤的反應，當阿嬤出現煩躁不安時，予以心理支持，並適切口頭保證。比方說阿嬤如果吵著要回家，我就跟她說：「好的，待會兒我們四點就回家喔！」事實上，家屬的確會在四點來接她回家，這就是適當的口頭保證，而不是騙她的。

有意義且正向的往事

我預計給阿嬤心靈支持，及促進她來輕安居的適應行為。拿出阿嬤的師父照片、佛經、木魚、佛珠，請阿嬤辨識這些物品名稱、功用？信仰開始時間？如何執行宗教儀式？頻率？信仰的重要性？印象最深的事。

阿嬤看著木魚，目光忽然深邃起來。我心想：「這是有故事的表情。」果然聽阿嬤說道：「這是木魚，念經的時候可以一起敲，也可以邊念邊轉佛珠。我自十幾歲開始念經、拜拜，每禮拜都去廟裏參加活動。這張相片是化福寺ㄟ師父，對我不錯。因為念經會讓我心情較平靜，十七歲時感覺歹命，本來想要出家，家裏人反對，就沒去了，之後想說帶髮修行也可以，所以現在每天都念佛、拜拜。」

過程中，阿嬤的情緒尚平穩。當拿到佛具時，可直接操作並口念佛號，手指撥弄佛珠等，看到師父的照片會持續看很久，並重複照片中人物是誰。過程中，我肯定阿嬤以宗教力量紓解壓力，隨時注意阿嬤反應，並滿足生理需求。

下午，阿嬤看著照片，露出溫柔的表情，說：「這是結婚的相片。我二十二歲就訂婚。以前都是父母決定婚事，哪敢有意見，阿母多高興啊！訂婚之後，過差不多半年才結婚，也沒像現在人那麼開放，都先交往才結婚。」

「結婚那一天，阿母也是有哭，會不捨。嫁妝是沒有啦！只幫我做新衣服、項鍊、耳環。那天是坐轎嫁過去ㄟ，還有吹鼓吹（喇叭）、打鑼，可滿意啦！結婚禮數看人啦，現在跟古早不一樣，那時要有媒人、陪嫁、伴娘，要嫁的時要丟扇子，快到夫家時要放鞭炮。」

過程中阿嬤表情愉悅，對於談到自己結婚時，嫁妝只有衣服、項鍊、耳環時，神情顯得失落。雖煩躁不安稍有改善，但仍有重複問話情形。我傾聽並給予心理支持，談心過程適時鼓勵阿嬤多多表達感受，引導正向思考。我還說：「結婚過程很圓滿，是美好回憶。」阿嬤輕輕一笑。

這天我拿著阿嬤全家福照片，請她指出丈夫給我看。阿嬤遲疑了一下，伸手指著照片上在她旁邊的男子。

在我的引導下，阿嬤回憶：「這是我的丈夫、這是我大女兒。我丈夫是十五歲從香港來臺灣玩，覺得不錯，就留在臺灣；之後別人做媒，我二十二歲嫁給他。我先生是靠賣柴、番薯賺錢，結婚後我在家掌管家務，客人來就幫忙賣。結婚差不多一年後就生老大，我們很少吵架，他也不曾打過我，對我不錯啦，大的事情都是他做決定的，還好沒有出大事情。」

看著阿嬤情緒平穩，過程中表情愉悅，雖偶爾仍出現重複問話，但對於家務安排瞭若指掌，並滔滔不絕地說自己如何協助操持家務；我順水推舟，肯定阿嬤對家務的協助與貢獻，肯定夫妻間感情，讚歎阿嬤嫁了個好丈夫。

我知道老一輩長者對育兒經都很有自己的一套，希望這天的懷舊治療能有更多的進展；果然，阿嬤指著照片，講來頭頭是道：「這是大女兒，我二十三歲時生她的。那時大肚子十月生ㄟ，痛沒多久就生ㄚ，以前都請產婆來接生。總共生三個女的、一個男的，都是吃母奶、自己帶大的。要是有事沒辦法在家裏帶，就請阿母幫忙顧，不然就用背巾背著。」

我問：「以前沒有紙尿褲怎麼辦？」

阿嬤說：「當然沒有啦，你們現在太好命啦。以前帶小孩都用舊布、破褲做尿布，半夜若哭就看是肚子餓，還是發燒；若肚子餓就弄奶給他吃，生病就要帶去給醫師看。」

過程中，我依然肯定阿嬤對家庭的付出及貢獻，隨時注意阿嬤反應並滿足生理需求。

阿嬤從媳婦熬成婆，我為了增強阿嬤與家人的親密感及人際互動，這段當然不能錯過。阿嬤看著與媳婦的合照，洋溢著滿意的笑臉，說：「這是我跟媳婦去玩的相片。我這媳婦不錯，很聽話又勤勞。家裏的事情，都是我跟媳婦互相做。她白天要去工作，孫子都是我幫忙帶大的。因為我有三個女兒，如果連外孫都要帶，每個都帶才公平，所以就沒帶了。」

當時我懷著八個月身孕，阿嬤看著我，語重心長：「媳婦是兒子娶進來的，女兒還未嫁。若是做媳婦要負責掌理家務，要聽公婆的話；若是遇到較能幹的公婆就不要回嘴，不然就出外工作，不要整天待在家裏。因為我公婆都在香港，就沒這款問題。」

我跟阿嬤說，我公婆都在花蓮，我也很聽話，又在醫院工作，也沒這款問題。阿嬤頻頻點頭，表示嘉許。但我注意到阿嬤說到如何當個好媳婦時，音調更顯高亢，除了傾聽，我也鼓勵阿嬤多表達，並肯定她對家庭的貢獻、對婆媳關係的正向思考，與彼此間的互動方式。

引導、鼓勵、傾聽與支持

每次進行懷舊治療前，我會先用現實導向版，告知阿嬤今天是幾年幾月幾日星期幾，這裏是花蓮慈濟醫院輕安居病房，我是主護曾玉玲，此次懷舊主題是什麼。五個主題走下來，總結懷舊治療成效——

阿嬤每日來院時間可維持八小時（早上八點至下午四點），達到短期目標。柯漢氏躁動行為量表由二十四分下降至十九分：煩躁不安出現時間，達當天來院二至四小時，較先前改善；出現「重複問返家時間」或「表示要回家照顧孫子」及「重複看錶、翻閱相本、遊走與欲拉扯門返家」等動作，出現時間達當天來院四至六小時，無出現生理影響，被動與他人互動，行為障礙表現已不再使其他住民情緒煩躁。

治療一個月後，柯漢氏躁動行為量表再降至六分：煩躁不安、遊走及企圖拉扯大門要返家等動作已無，仍有重複詢問返家時間或看錶、翻閱相本情形，出現時間達當天來院一至二小時，較先前改善。行為障礙表現可透過再次現實感訓練及口頭安撫改善，與特定住民能有主動性的社交互動，出現口頭邀約參加活動、用餐或分享照片內容等，可達中期目標設定範圍。

再過兩個月，測得柯漢氏躁動行為量表二分，會向主護重複確認返家時間，翻閱相本次數達一天五至八次。簡易心智狀態問卷調查表由八分降至六分：時間上來說，雖無法記得年月日，但可說出正確時間及生日；地點則可說出醫院名稱及出生地，但病房正確位置仍錯誤；以人物而言，可認得家人並叫出主護的名字。主動關切其他住民生理需求，並協助其他住民收杯子、餐具，可達長期目標設定範圍。

阿茲海默型失智症是因腦部功能持續性退化，導致認知及精神行為症狀。認知症狀目前尚無治癒方法，但精神行為症狀卻可透過治療而大大改善。

我因為過去參與相關團體治療研習會，學到懷舊治療照護知識後，將此療法運用於阿嬤，以懷舊照片、童玩與佛具做引導物，採用傾聽、接納、不批判、同理及適時心理支持，以正向肯定、鼓勵阿嬤表達感受等技巧，引導阿嬤回憶有意義且正向的往事，發現阿嬤的煩躁不安有改善，並出現主動性的社交互動，進而降低行為障礙出現的頻率，促進適應輕安居的行為。

（慈濟同心圓日間照顧中心管理師曾玉玲口述）

懷舊治療

懷舊治療源自社會心理學，由美國巴特樂醫師（Robert Butler, M.D.）於一九六三年所提出。主張經由回憶、分享及再次評論往事，達到自我肯定與滿足，具有認知維持、改善情緒、適應外在環境、減少行為障礙所需用藥、促進溝通技巧與社交互動等治療功能。

懷舊治療適用於正常老人、失智症、老年慢性疾病與老年憂鬱症。從成員多寡上可分為「個別性懷舊治療」及「團體性懷舊治療」兩種。懷舊治療活動運作過程共分成：評估、介紹、活動及評價等治療活動運作期。

懷舊治療用於失智個案時，情感回憶部分須大於認知訓練。對於重度失智的個案，則以個別性懷舊治療方式進行；輕、中度失智個案則無特別限制懷舊治療進行的方式。

針對個別性懷舊治療，治療者以一對一的方式，次數與時間視個案體力及懷舊性質而定，主題以具正向意義及潛在影響力為主，採關懷性傾聽、接納態度、正向回應、經驗分享、激發有用感，開放式問題及使用主題相關的引導物等技巧進行。

此外，由於現今尚無統一且具體的評值方式，故可透過觀察與使用量表做為評值依據。護理人員應用懷舊治療於失智老人照護時的重點如下：維持治療性的愉悅氣氛，設定具體治療目標，焦點著重於個案現存能力，應用過程注意個別差異與隨時評量個案的行為改變。

送不出去的卡片

孫大哥是早發性失智，他才六十歲，是一家醫院的主治醫師。他失智後毫無自覺，是同事發現的；因為開錯醫囑，非常嚴重，一檢查就確診。

孫大哥的妹妹，我們稱她為「孫大姊」，也是一位醫師。她和多數失智患者家屬一樣，極不願意旁人知道自己哥哥已失智，所以選擇其他醫療機構，換過幾家，最後來到美崙樂智據點。

會談時，我發現孫大姊警覺性高，很會觀察。她跟我說話，雙眼卻像雷達一般不停地從右掃到左，又從左掃到右。她的提問非常專業，連照服員學歷、個管師經歷都一一了解，還做筆記。

孫大哥來美崙樂智據點第一天，穿一件休閒衫，西裝褲燙得筆直，一雙新皮鞋擦得發亮，孫大姊全程陪同。光看外表，工作人員心裏都同一個疑問：

「這個人有失智嗎？」

稍後進行現實導向，孫大哥一開口，工作人員的疑問全得到解答。問今年幾年，現在幾月，目的是為了把他導到現在，但他一律答非所問。我們講課講到一半，他一直講他想講的。他看我職員證，連番提問：「你是叫王可潔？」「你是做什麼的？」「你從哪裏來？」

除了提問，他還發表高論，但全都與經驗常識相反，如「男生就是要娶很多個老婆」、「常做壞事」、「不要繳稅」。最奇特的是，他會突然說廣東話，說得又快又急，連珠砲似的，但內容、文化和觀念都是顛倒的，邏輯完全錯亂了。孫大姊也不清楚為何會這樣。據她所知，哥哥從未去過香港，也從沒聽他說過廣東話。失智症患者呈現出來的行為，有一個很大的特性——職業會影響失智症狀。

因為孫大哥是醫師，當我們在帶長者運動，用彈力球、彈力棍、彈力帶輔助，或是吞嚥治療師訓練吞嚥，復健師帶長者做復健時，他情緒反應特別大，很不開心，甚至憤怒說：「你為什麼這樣子？你這樣帶對嗎？你怎麼可以這樣？你怎麼可以叫老人家做這些動作？」非常生氣，站在一邊不說話。

孫大姊對於我們的反應，非常地不以為然。她說：「醫療是他的專業，他本來就可以過問。」我們極力解釋，但是她仍然不能理解，為什麼不讓她哥哥上課？「上臺上課，他來教，一定比復健師上得好，他是教授，帶過無數實習醫師。」

我覺得孫大姊無法承認哥哥已經生病了，心態上還沒有接受哥哥生病的事實；而事實是，她哥哥病情變化很快，已經從輕度要接近中度了。

在據點，我們會設計一些小活動，讓長者動手又動腦；有時兩兩一組比賽，氣氛熱絡，長者玩得不亦樂乎。有一次我們做巧克力，自己買模子，有一個意思，叫「巧妙克服壓力」，看到長者認真參與，興致勃勃的專注眼神，讓我們十分歡喜。

如果遇到特殊節日，如端午、中秋，也會搭配節慶做一些手工藝品。母親節、父親節，我們改變模式，不是工作人員為長者慶祝；而是請長者製作邀請卡、賀卡，邀請家屬加入，一起同樂。

因為在照護過程中，家屬跟我們一樣很辛苦，所以我們慶祝母親節、父親節的對象不是長者本人，而是他們已經當媽媽、當爸爸的子女。這些子女不但要照顧長者，也要操心小孩，是「三明治族」，很多照顧者的小孩都還很小，等於是蠟燭兩頭燒，非常辛苦。

這次父親節，據點規畫一個溫馨活動——寫給兒子的父親節卡片。長者可以自己畫卡片，把平日製作的小工藝品再包裝一下，變成很棒的「給兒子的父親節」禮物，感謝兒子既把孫子照顧好，又讓自己可以來據點與其他長者同樂、忘煩惱。

據點常常透過這樣的小活動，與家屬之間互動得更完善，凝聚更大的照護能量；家屬會看到，我們照顧的不只是長輩，還關心到其他家屬的需求。

在我們預告下一週計畫製作卡片的活動後，孫大哥一如往常地跟我們唱反調，他說他不做，很堅決，很肯定。我們還是鼓勵他，不一定要給兒子，不一定做父親節卡片，他想畫任何卡片送任何人都可以。

他不要。

他不信我們這一套。沒關係，他不信，我信。材料照常為他準備。

孫大哥依然我行我素。如果請他跟其他長者一起上課，他都不配合。這天，他妹妹來時，拿一個聽診器給我們，說：「他很容易因為一點小事，情緒就上來。如果情緒激動時，就把聽診器塞他手裏，說『幫阿嬤看一下』，拉回到他的職業上。我在家都是這樣做，你們試試。」我們照著做，屢試不爽，非常靈驗，從此他就穩定了。

這就是為何我們強調與家屬緊密互動，增強了解。如果在一個機構和據點的照顧，家屬能融入照顧模式裏，才能站在同一個陣線上；如果施力點不同，長輩會覺得混亂，怎麼在家裏是一種處理，在據點是另一種處理。若能保持一致性，長輩從據點回家、從家裏來據點都能無縫接軌，家屬比較輕鬆，彼此照護能量都能增強，事半功倍。

被照顧者感謝照顧者

父親節前一日，很多長者的兒子來了；兒子沒來的，女兒來了；兒子、女兒都沒來的，外籍看護也到了，這是被照顧者感謝照顧者的溫馨時刻。

一一唱名，長者一個一個上臺，上臺後兒子接著上前，先擁抱，長者再送上禮物與卡片。

有一位長者在卡片上只寫一個大大的「好」字。兒子很感謝據點，說爸爸這三個月來精神狀態好很多、胃口好很多、走路快很多，現場響起熱烈掌聲，很多家屬眼眶熱了。

有一位長者，兒子沒來，女兒代表。打開卡片一看：上面畫了一顆超大紅棗，約有拳頭大，旁邊畫一隻小烏龜。大家覺得有趣，卻猜不透原因。女兒說，兒子這兩天出差，爸爸的意思是：望你早歸！

大家又是一陣叫好，有人眼中泛著淚光。

另一位爺爺上臺，打開卡片一看，上面也只寫一個大大的「好」字，之前那位長者說：「你學我！」爺爺一愣，說不出話，兒子在旁，一臉尷尬。

這時，我才真正領教什麼是「菩薩從地湧出」。一位照服員反應特快，走上臺，接過卡片，高聲說：「大家聽我說：這個『好』呢，跟剛才那位阿公的『好』不一樣喔！剛才那位阿公的『好』是精神好很多、胃口好很多、身體好很多；這位爺爺的好，是好好地愛，好好地去表達愛，好好過每一天，好好地珍惜著人生。」

臺下響起熱烈掌聲，久久不絕。

這時候孫大姊忽然來了，問我：「孫大哥雖然沒來，但還是有寫卡片給兒子，我可以念嗎？」

我充滿驚喜，趕緊說：「當然可以。請！請！」

孫大姊緩緩走到臺上，慢慢打開卡片，開始輕輕地念：

兒啊！我這半年常常努力地去想以前的事，卻怎麼想也想不起來。有想到的，都是不好的回憶。你讀醫學院一年級的時候，有一天回家很高興地告訴我，你從醫學院轉到你最喜歡的中文系，我只給你一巴掌，斷絕你經濟來源，讓你大學四年吃盡苦頭。

從此我們便不怎麼說話了。我依然氣你，把很多事怪在你頭上，包括你媽媽的死。你大四那年，省吃儉用存錢，買一支手錶給我當生日禮物，我賭氣不收，你姑姑說你大哭一場。

你媽媽去世和喪禮上，我都沒哭。有一次我治好一位父親，他的女兒和兒子抱著他，三個人一直跟我說謝謝。那天晚上回家後，我哭了。我這輩子沒哭得那麼傷心過。有些人一輩子都不知道自己最想要的是什麼。我以為我有了一切，其實是一無所有。

我只是在想，如果我不拒絕你送我的生日禮物，我們永遠有機會和好。我這幾年常常想到，我的人生浪費在太多無聊的、愚蠢的嘔氣上面，對你，對你媽媽，對我朋友。一直以來，我們其實都各自過著自己的人生。不知從何時開始，我們已漸行漸遠。有時回頭，希望一切重來，但為時已晚，我的一生就是這樣，什麼都沒有留下。

我一直坐在客廳，回憶跟你所有的談話，但腦裏浮現的，卻是我們沒有說過的話。你放棄醫學院之後，我四處跟人說你是差勁的兒子，也許我完全錯了。你不是最好的兒子，但如果我是一個更好的爸爸，那你一定是個更好的兒子。對不起！

後來，我私下問孫大姊：「怎麼從來沒聽孫大哥或你提過，孫大哥有一個兒子？」

孫大姊說：「這個兒子十年前因為癌症死了。」

（慈濟同心圓日間照顧中心個案管理師王可潔口述）

早發性失智症

根據世界衛生組織統計，早發性失智症（六十五歲前開始出現症狀）約占全部病例的百分之九。國際失智症協會推估，平均每三秒就有一人罹患失智症。

在臺灣，六十五歲以上人口中，罹患失智症者近二十七萬人，等於六十五歲以上的長者，每十二人就有一位失智症患者，八十五歲以上的長者，則是每五人就有一位失智症患者，而失智症患者的人數還在不斷上升中。除了失智症人口上升外，還有一個不容忽視的問題，那就是失智症年輕化！

臨床上有許多罹患阿茲海默症的個案，覺得自己年紀大了就不積極去治療，反而因此造成自己生活上與家人照顧上的困擾。六十五歲以前就診斷為阿茲海默症的年輕型患者，全臺灣約有一萬五千人，有時候因為忽略症狀，結果導致退化速度加快，對家庭影響很大，而且因為身體狀況好，沒有自覺性地亂跑，往往也造成更大的問題。

不要輕忽生活中突然改變的生活習慣，尤其是不明原因的改變。這時候有可能是身體出了問題，建議要找專業的醫師尋求協助，了解狀況才能進而去解決問題。

失智症的症狀不單只有記憶力的減退，還會影響到其他認知功能，包括語言能力、空間感、計算力、判斷力、抽象思考能力、注意力等各方面的功能退化，同時可能出現干擾行為、個性改變、妄想或幻覺等症狀。這些症狀的嚴重程度足以影響其人際關係與工作能力，其中最常見的失智症，就是阿茲海默症。

阿茲海默症是一種腦神經退化疾病，因為注意力不容易維持，所以導致短期記憶不佳，新的記不住、舊的一直講，常見的症狀包含有重複性的問話、忘東忘西（如瓦斯忘了關）、情緒易怒暴躁、規畫能力下降、記憶力不好、迷路，上個廁所就回不來。

現行治療方式以藥物合併職能治療為主來減緩退化速度，但是藥物吃個兩三年效益就會開始降低；所以，花蓮慈濟醫院神經醫學科學中心，由精神醫學科、神經內科、神經外科進行合作研發治療方式。團隊研究利用「深腦刺激術（Deep Brain Stimulation，簡稱DBS）」進行治療阿茲海默失智症，目前研究已經進入第二期的臨床試驗。

從長者身上長知識

敏荎阿嬤是金門人，國共會戰時，臺海局勢很不穩定，她趕上第一批從金門渡海來臺的船，隨後定居花蓮鳳林。

鳳林環保站成立後，敏荎阿嬤持續在那兒為地球盡一分心力。不但做環保，還會關心其他環保志工。她手極巧，可以把飲料盒摺成一頂帽子；廢棄塑膠繩編成中國結，加些小珠珠或緞帶，變成吊飾。

假日時，她到海邊撿石頭，撿到寶石就義賣；撿到怪石就加工、上色。有一次把小尖石改做成玉米筍，栩栩如生，見者無不嘖嘖稱奇。她原本患有憂鬱症，做環保、義賣後不藥而癒，傳為地方佳話。

敏荎阿嬤有一個很大特色：古道熱腸。二〇一五年鳳林樂智據點成立時，就在環保站旁，所以我們也邀請她來參加據點活動。阿嬤很喜歡據點的活動，說心情變更好，健康也提升，對據點的參與有很大的興趣。

據點裏面的長者如果需要協助，阿嬤會主動協助，甚至講師或照服員做的事，比如發教材教具、排桌椅、場布，她都會幫忙。如果她在課堂上發現有長者不配合講師，或是回應不夠積極，也會主動去提醒。如果是繪畫課，旁邊長者打瞌睡，她就幫他把畫完成。

敏荃阿嬤偶爾有重複行為，或者短期記憶衰退，為了安全起見，我們幫她做失智篩檢，結果是極輕度失智。我們仍然鼓勵她每天到據點來，她也樂在其中。據點裏的長者有信仰基督教、一貫道的；有太魯閣族、阿美族，相處起來卻像個大家庭，溫馨而和樂融融，笑聲不斷。

敏荃阿嬤是長者間的一座橋梁，一個潤滑劑，對人關懷細膩的程度，令人讚歎。據點有長者患糖尿病的，血糖如果偏低，身體極不舒服，敏荃阿嬤都會提醒他，甚至幫忙準備糖果。

愛是會感染的，加上據點長者大多保有農業社會分享的美善傳統，所以愛的漣漪不斷擴散。家裏有菜園、果園的長者，早上會先採摘些瓜、果、菜、竹筍再帶來據點，午餐時幫大家都加菜，滿足與開心全寫在臉上。

因此我設計的活動繞著兩個主軸：一是長者過往農村生活的回憶；二是他們自家田園跟周邊生活圈的蔬果，或是一些小花小草等，藉由生命歷程裏很熟悉的元素，讓他們可以透過童年式的天馬行空去想像、去創作。而且在創作時，長者之間會相互參考，相互比較，激勵出他們很多在創作上的天分和樂趣，融入在據點的活動裏。

這種融入對長者的個性有很大、很快的影響。有的長者剛來據點比較拘謹，少有笑容，融入後很明顯地改變了，會主動關心別人，甚至會幫忙據點志工的工作，例如先去佛堂打掃，再去廚房看一下有沒有要幫忙的，非常貼心。

敏荃阿嬤有一次指著鳳林靜思堂牆上一幅老照片，問我知不知道照片的故事？我精神一振，回答說：「知道，這是慈濟人熟悉的一張老照片。一九七〇年十二月十二日，成立四年半的慈濟功德會為了年末的冬令發放，三十多人租一輛巴士，逐一訪視花蓮地區六十位長期照顧戶，前往六階鼻途中，巴士陷入花蓮溪河床，眾人合力推車。」

「六階鼻就是今天的山興里。」敏荃阿嬤說：「現在巴士不會再陷入河床了，你知道為什麼嗎？因為有一座橋連接了山興與鳳林，叫箭瑛大橋。」

我回家後，上網查了「箭瑛大橋」的由來——

一九七七年十月六日清晨，黛納颱風來襲，花蓮溪溪水暴漲，沖毀簡陋便橋。山興國小張箭、鄧玉瑛、陳國義、鍾美月、林寶炫及陳素娥等六名教師，手牽手結伴渡溪，途中因溪水湍急，張箭、鄧玉瑛二人不幸溺斃。

此事件經媒體報導轟動全國，時任行政院長的蔣經國深受感動，決定在該處興建水泥大橋，以解決當地的交通問題，並為表彰張、鄧兩位老師的克盡職守、因公殉職的精神，取張箭的「箭」和鄧玉瑛的「瑛」命名為「箭瑛大橋」；另外建造一座箭瑛公園，內立張箭和鄧玉瑛的紀念銅像與石碑以資紀念；此故事亦曾於一九八五年拍攝為電影《箭瑛大橋》。

原來，敏荃阿嬤是張箭老師的鄰居，常去張老師家泡茶聊天，所以對這段歷史相當熟悉。我感謝她讓我更了解花蓮在地人文故事。孔子說：「三人行必有我師焉。」處處留心皆學問，從據點長者身上確實可以學到不一樣的知識。

（慈濟同心圓日間照顧中心個案管理師徐政裕口述）

拓展社區失智服務

二〇〇七年至二〇一三年花蓮慈院承辦內政部及失智症協會多項失智照護專業人員訓練計畫；二〇一五年衛生局推薦慈院承辦衛福部失智照護資源不足區域服務計畫，於鳳林靜思堂設置樂智社區服務據點；二〇一六年，花蓮慈濟醫院與慈濟基金會慈善志業發展處合作，以「社區長者健康促進巡迴車」走訪花蓮全縣，服務二十七處社區關懷據點。

二〇一七年七月十二日，衛福部結合地方政府與醫事、長照及社福機構，於全臺設立二十個失智共同照護中心（簡稱失智共照中心），以作為失智症個案與陪伴家屬的守護者，並將提升臺灣失智症確診率及服務覆蓋率；花蓮慈院率先成為東部第一家失智共同照護中心，服務全縣十三鄉鎮的失智個案及家庭。

二〇一八年八月二十九日，玉里靜思堂、慈院於花蓮市慈懿道院，同步增設兩處失智社區服據點；同年十一月十五日，考量社區失智個案照顧需求，輔導玉里慈濟醫院成立南區失智共同照護中心，並於慈濟光復共修處再增設一處失智社區服務據點。

走動式據點服務內容，有接送服務、陪伴就醫、供餐、社區活動帶領、量測血壓、體適應檢測、活動影像記錄及訪視關懷。

失智不忘師志

在鳳林據點第一眼看到她，是蓬頭垢面。

我有十九年失智照護臨床經驗，看到這樣無法照顧自己儀表的個案，大約可以判斷出她失智的程度大概落在哪個階段。

後來同事告訴我：她是師姑，也就是慈濟人。我更驚訝了。我在慈濟護專讀了五年，畢業後在慈濟醫院工作，「師姑形象」對我來說再熟悉不過的，梳包頭、穿八正道服，儀表乾乾淨淨，從內自然散發到外的柔和氣質，給人非常舒服的感覺。但眼前這位師姑——慌張、躁動、頭髮凌亂，我懷疑她是精神科病人。

她的確是。經由醫師做深度檢查，她屬於極輕度，嚴格來說不屬於失智，但也不能說她完全正常，是介於失智和正常中間的一個模糊地帶。有研究指出，這樣的症狀，一年後約百分之十到十五會演變成失智，所以我們設法讓她不要往失智這個方向走，要讓她到據點來接受服務。

在一次活動中，我看到師姑的刀工，驚覺她廚藝這麼好，原來她是香積組長。她的刀工堪比美食節目的廚師，削蘋果不用刨刀，左手四指拿蘋果，拇指轉蘋果，右手拿水果刀削皮，整顆蘋果只轉幾圈即可削好皮。削下來的皮連在一起，攤在桌上彷彿一圈蚊香，不中斷的，一大袋蘋果，她一下子削完。

削白蘿蔔皮也是，不用刨刀用菜刀，高舉削下來的皮，薄薄一片能透光。酸辣湯，以為有加金針菇，吃了才知，她把豆腐切成像金針菇一樣細條狀；豆乾或紅蘿蔔切塊切丁，每個大小都相同，排起來像骰子一樣整齊。

「出門麻煩，不要去了！」

我在據點帶活動主要以節氣為主，端午會用吸管做粽子小藝品，元宵會手做湯圓，這些都屬於懷舊治療的一部分。長輩從活動過程中，相互分享過去的生活經驗，能穩定他們的遠期記憶。因為是他們好幾十年來具有的技能，對失智長者來說是很重要的訓練：維持功能。

有一次我煮素四神湯，從食材種類開始介紹，然後引導長者分享。活動時間大概設定約一個半小時左右，但活動還沒結束，十一點左右還沒煮好，師姑很急地說要回去，一定要回去。她非常焦慮地走來走去，說要趕快回家煮飯給先生吃，他在等午餐。

我後來了解，是師姑的先生不願意她來據點。我思考，用什麼方法讓師姑可以繼續來？我決定去師姑家訪視。

這樣的個案，不能期望去一次就能說服成功，非常需要耐心。許多失智家庭成員防衛心非常重；因此，我不預設一下子就說服成功，而是思考如何和師姑的家屬互動，讓他們卸下心防，知道我們跟他們站在同一線上，是來協助他們的，這是重要關鍵。
師姑家正巧就在鳳林樂智據點旁。我乘著要去據點時，提早三十分鐘出發，先繞去她家。
「師伯，你好，我來看師姑。」
這位男主人顯然很高興。他太太是委員，聽到我稱他師伯，是把他當一家人。我一開始先噓寒問暖，輕鬆聊天。師伯說：「唉呀，她以前做慈濟喔，那個是很好。現在失智，就不要去做了啦，不要出門，很麻煩。不要去了，不要去了。」連連揮手，頻頻搖頭。
我說：「可是，我們還是把她當師姑，大家也很喜歡她來據點啊！」
這時師姑從房裏走出，我順水推舟問：「師姑、師姑，我馬上要去據點了，一起來吧。」
師姑看了師伯一眼。師伯勉為其難說：「好吧，最後一次。」我跟師姑走到門口，師伯又補上一句：「以後不要去了。」

為了去師姑家，我每週都提早半小時出發，繞去載師姑。到了之後跟師伯聊天，說明據點的活動種類，據點有那些長輩，他們來了之後有何轉變，身體和精神有何改善，一次說一樣，慢慢打動師伯。

我還特別強調：這些課程都是經過職能治療老師改良後，可輕鬆上手的預防失智的認知訓練遊戲，除了幫助社區長者強化身體活動能力，也可預防失智；對於潛在衰弱、已臨衰弱與失能長者，更可提供預防及延緩失能服務，非常有意義與價值。

有一次，師伯說：「她以前很厲害的。花蓮大型活動，你知道便當要準備幾個嗎？光是香積志工就來了六十個，蔬果食材都是幾箱幾箱在進，堆得比人還高。全部香積志工都要聽她指揮；她調度很好，沒有一人閒著，沒有一箱食材是多出來的。事前經過非常精密的計算，但我沒看過她用計算機。那時不是有浴佛活動嗎？浴佛也是她領頭。」師伯津津樂道，神采飛揚。

我說：「沒關係，現在活動還是很多，我們一起維持師姑的功能。這樣她也會很開心，你也會少一些煩惱。師伯，你知道嗎？我們鳳林靜思堂據點真的很棒喔！表現優良，獲衛生局推薦為全縣觀摩學習據點。」

師伯說：「不用了啦，她現在連去便利商店買東西，錢都會算錯，別說是浴佛帶別人走，她出個門連鞋子都找不到。你別再來，她不要出門比較好；再說，我也不希望她去據點，給其他師兄師姊添麻煩，那多不好意思。好好在家就好，不用去了。」看著我，又特別交代：「所以你下次知道該怎麼做吧？」

「我目前累計服務的失智病友已超過七百位，師伯，請放心！無須特別交代，我知道下次該怎麼做。」

「怎麼做？」

「跟這次一樣，到據點前先繞進來看看師姑。」

師伯嘆了好長一口氣，不再說話。

我在心中默默告訴自己：「我絕不會放棄的。」

用時間換取信任

一開始幾次，師伯都很客氣：「唉呀，你不用特別來啊，那麼麻煩。」

我趕緊笑說：「不麻煩、不麻煩，一點都不麻煩，我是開車經過，順便繞進來的。」

我用的方法有點像學生時代隔壁班男生為了追我，每天藉故經過我班級門前晃來晃去，或是故意進來跟我同學借文具、跟我同學講話，企圖加深我對他的印象。雖然這招對我無效，我依舊對他無感，但我持續去師姑家，用時間換取信任，以真誠打動家屬，我相信有用。

真的有用。這天我直接到據點，師姑已在，我驚喜地問：「師姑，你來了！怎麼來的？」

師姑很開心說：「師伯載我來的。」

到了中午十一點，師姑不再急著回家。我故意問：「你今天不用回去煮飯給師伯喔？」

她很開心地說：「不用了，因為他慢慢可以接納我來這裏上課。」

隔週，師伯載師姑來時，跟我說：「她呀，其實很喜歡來據點。因為自從她生了這個病之後，都沒有朋友，只有你們慈濟師兄師姊最好了，還會來看她。她來據點之後，心情變好，個性開朗很多，因為她覺得在這裏是被接納的，可以交朋友。」

聽師伯分享，我覺得有點心酸，但是有被鼓勵到；據點對長者確實是有幫助，因為在這裏可以建立長者們的第二個社交圈。

就這樣，因為家屬接納據點，肯定據點功能，我看到師姑漸漸改變了——

第一，會梳頭了。能注重外表，是一個非常大的里程碑。

第二，躁動減少，這是極有意義的進步指標。

第三，師姑到達據點後會先去佛堂禮佛、打掃佛堂，也參與社區助念，回復她是佛教徒的認知。

第四，會幫其他長者量血壓，還主動告知今天上什麼課。每週不同活動，她有興趣；有興趣，動力一定上來，明顯感到師姑雙眼比之前有神，不再無精打采。

第五，師姑開始跟別人介紹據點，介紹據點旁邊的環保站，推動素食。慈濟活動，師姑一一逐漸熱絡起來，逢人就說。回復慈濟人身分。

她，是證嚴上人的弟子，曾是香積組長，曾經發揮良能，一個突如其來的疾病，她被按下暫停鍵：不想參加活動，不願別人看見現在的她，不能做她想做的事；但是，在師兄師姊全力支持下，在專業醫護人員協助下，在據點其他長者共同努力下，她被重新開機，再度啟動，繼續發揮良能。

這個過程其實很長，三年。我們從醫院的輕安居服務二、三十個長輩，到現在把失智照護的專業擴展到社區，幫助更多失智家庭。

我本來到醫院上班，騎車只要三公里，現在最長一天開車一百九十三公里。不到花蓮，不知臺灣山水之美；不做據點，不知花蓮南北原來這麼遠。可是，當我面對家屬的感謝，看到失智長者的笑臉，一切都值了。

這是極有代表性的個案，更何況社區裏還有很多是我們的法親，他們失智不忘師志，我們當然更要握緊他們的手，一起繼續走。他們是上人的弟子，等同我們的家人，對於家人，我們永遠不放棄，永遠不會。

（慈濟同心圓日間照顧中心個案管理師曾玉玲口述）

有溫度的照護

猶記得兩年前的春天，我從花蓮慈院輕安居跨足到樂智據點，從原本熟悉的醫療模式轉入到社區服務模式。

二〇一五年九月二十一日，慈濟開始承辦衛生福利部樂智據點計畫，設置於鳳林靜思堂內。我從醫院走入社區，一開始有很多需要適應的地方，很感恩有一群志工一路支持與肯定，讓據點服務推展更加順利。

每個星期有兩天，我開車到距離花蓮慈院三十三公里的鳳林樂智據點，提供失智長者與家屬服務。在路途上，有花蓮北區的吳忍師姊相陪；在據點內，吳忍師姊幫忙接待長者，並展現志工的親和力。

雖然我在失智日間病房已有十五年經歷，但一開始到社區樂智據點服務時，也不是很順遂。

在醫院裏，行政事務有主管、核銷作業有書記、清潔問題有清潔人員等分工作業，資源充沛。但在社區據點需要獨當一面，初期在角色上的調適與應變，做了許多的努力。每當遇到挫折，吳忍師姊總在旁肯定與打氣，並分享她的人生經驗。有時看我忙得團團轉，她總是貼心地問：「有什麼我能幫得上忙的地方？」

此外，還要感謝一群鳳林當地的志工，在我服務期間緊緊相隨，一同成就樂智據點服務，讓據點於當地推展能更加順利。

兩年前來到人生地不熟的鳳林鎮，第一個接觸到的是賴麗真師姊。她熱心地與我分享鳳林在地的文化特色，我才了解鳳林絕大多數是客家人，也了解到當地的教育文化與在地文史，幫助我快速掌握當地失智長者及家屬的文化背景。

每當有行政事務需要推展時，賴麗真師姊總能儘快協調志工人力來幫忙。她也時常分享在慈濟的所見所聞，讓我無形中受到薰染，收穫很大。

感恩所有慈濟志工給予我們的支持，幫助我們在社區服務失智長者，為延緩失智、減輕社會負擔盡一點力量，帶給長者和家屬快樂和幸福感。

在社區推動據點服務有苦有甘，幸而一路有失智共照中心主任張幸齡的指導。她常提點我說：「服務失智長輩時除了專業外，還要有溫度、有感動的服務。」

我也感謝所照顧過的阿公、阿嬤及他們的家人，因為他們的肯定與回饋，才能讓我在失智照護這條路上精進、繼續堅持下去。而這樣的信念也讓我的專業從醫療院所走進了社區，服務更多的失智長者。

（慈濟同心圓日間照顧中心個案管理師曾玉玲口述）

美琪奶奶

美琪奶奶早上由大女兒送來輕安居，下午四點接回去。美琪奶奶嫻淑端莊，是一位國小退休老師。由於心臟方面的問題，她大部分時間都坐著，行動較不方便。

原本三個孩子都在國外，因為媽媽的身體出狀況，孩子們討論後，由大女兒辭掉在美國的工作，回臺定居，照顧媽媽。

美琪奶奶出生在上海很好的家庭，背景顯赫。一九四九年，烽火連天，風雲變色，她從上海獨自帶三個孩子渡海來臺。剛來時，人生地不熟，很辛苦地咬牙把三個孩子帶大。

大女兒跟我說，媽媽給她們的教誨是：身體第一，品行第二，功課第三；為了讓她們好好求學，不准她們去打工。所以媽媽白天當老師，晚上做一些家庭代工，讓孩子們專心完成學業。

最小的女兒覺得媽媽太辛苦，大學時想讀夜間部，白天可以上班賺錢貼補家用，可是媽媽不願意。三個孩子先後在美國讀研究所，學費、生活費高昂，但媽媽常匯美金，從無間斷，讓孩子生活無虞。

女兒們出國後，媽媽在臺灣獨居了四十年。失智後，連自己的孫子，還有家人都忘記了。她到輕安居時，我們請大女兒找來老照片。美琪奶奶看著老照片，有些片段講得很清楚，有些很模糊，大女兒邊聽邊哭。模糊的那一塊，大女兒說，是媽媽最傷痛的回憶。我們想：難道大腦有保護機制，最痛苦的會最先忘記？

我可以明白：為什麼有些失智長者都講過去快樂的事，有些專講過去的創傷，可能跟個性特質以及什麼是他們最在意的有關。

理解她、尊重她想找回自己

美琪奶奶失智後，三個在美國的女兒立刻討論誰要回來？這裏產生一個罕見現象：三人爭著回來照顧媽媽。三人都知道媽媽很辛苦，一心撫養她們長大，但回來臺灣意味著要放下在美國的一切，非同小可，所以一定要有所取捨。

討論過程中，媽媽也參與，她說：「你們誰都不要回來，我可以去住安養院。」女兒們本來對媽媽說的話向來不敢違拗；但是，這次無論如何不聽媽媽的了。

最後決定老大回來，因為她沒結婚，最適合照顧媽媽。

大女兒回來後，美琪奶奶幾乎什麼事都不讓她做；雖然美琪奶奶本身活動度不是很好，凡事還是希望自己來。女兒站在照顧者角度，「你有跌倒的風險，所以我應該要照顧你。」但是被照顧者媽媽認為：「我不需要你，我可以自己來。我要證明有能力照顧自己，你可以早點回美國去。」

在輕安居，美琪奶奶也表現出她的堅持與倔強。明明上廁所需要人幫忙，卻是一句「不用」，結果一到沙發上，就尿下去了。這時照服員擔心：「如果我堅持一定要幫你，就會有衝突；反之，如果我放手，萬一你在廁所跌倒，家屬會覺得我們沒有盡到責任。」

兩難之下，三方必須討論。先找美琪奶奶，她一如以往的固執：「少管我這老太婆，你們去忙、你們去忙，我自己來就好。」

次日大女兒提到說，她也是遇到同樣難題，一幫媽媽，媽媽會覺得自己沒用。我說：「媽媽是放不下孩子，覺得自己的狀況會阻礙你們的發展。所以你愈幫她，她愈覺得自己只能依賴別人，是個只會惹麻煩的人。媽媽從年輕到老都是這樣自立自強；我記得你說過，媽媽不接受舅舅的經濟援助，寧願晚上做家庭代工。你想想，如果媽媽沒有這麼堅持的個性，如何一人把三個女兒獨力撫養長大？她甚至覺得，坐輪椅是很丟臉的一件事。」

大女兒非常難過，在我面前不斷落淚，哭得很傷心。

我說：「我完全能體會你的心情。我爸的電腦斷層顯示，他的腦神經有一點萎縮。他要來看中醫，卻堅持不讓我陪。連我在醫院上班，也不讓我跟，還說『我好手好腳，為何要你陪？我不會自己去看醫師嗎？那麼麻煩。你好好照顧同心圓裏其他的長輩。』問題是醫院這麼大？他又不常來，怎麼知道門診在哪裏？」

大女兒問：「那你怎麼辦？」

「我只好讓他一個人去，但一整個上午，我一邊上班一顆心一直懸著。辦公室每一通電話響起，我都很怕是醫院打來，請我把跌倒或迷路的爸爸帶回去。我們要看到長輩需要什麼？我們尊重他，可以去過他自己想要的生活。你先不用擔心她的安危，輕安居那麼多專業護理師，所以一定安全；她在家裏有你照護，所以也一定安全。」

「這裏有一個很重要的意義：她覺得被理解，被尊重了。要知道：她失智，但仍想找回以前那個有能力的自己，因為極輕度跟輕度失智，長輩還是有『我』的存在。即便到中度，她還是會問：我是怎麼了？腦子不如以前靈光了，我到底怎麼了？」

請安心被我們服務

美琪奶奶因為癌症惡化得很快，身體漸漸一日不如一日，吵著要離開，說：「我是個惹麻煩的人，讓女兒放棄美國的一切，做得很不對，所以老天爺懲罰。」

我勸她：「女兒在花蓮有一份很好的工作，所以你要繼續留在輕安居，她才能夠放心工作。你如果不願請外籍看護，又不想留在輕安居，她可能連工作都要辭掉，才能全心照顧你。」奶奶才靜下來。

一直到最後真的沒辦法，已經開始滲便滲尿，美琪奶奶才去心蓮病房。

我到心蓮病房探望她幾次，她譫妄，意識不清，處於彌留狀態。最後一次去看她，她睜開雙眼，認出是我，說：「我這老太婆，何德何能？讓你們這樣子的來幫我，擦屎擦尿，你就放我這樣吧。」

我聽了眼淚都快掉下來。她一生就是這樣：不靠別人，再苦都咬著牙根。她大女兒說，媽媽在學校是其他老師眼中的好同事，很會照顧別人，很為別人著想。我對美琪奶奶說：「沒關係的，就讓我們為你服務。」

美琪奶奶閉上眼睛，當天晚上安詳往生。

年底耶誕節前夕，我收到大女兒的卡片：

親愛的幸齡：

至今仍無法接受母親已經離去的事實。

以前我總認為，死亡是世上最公平的一件事：無論多有錢、多有權，終將一死。母親過世後我才明白，死亡是天下最不公平的事：那麼好的人，做了那麼多好事、對社會貢獻那麼多、沒有傷害過任何一個人的母親，為什麼不能讓她留在我身邊久一點。我的心已經支離破碎，永遠都無法癒合。

母親把一生獻給家庭，獻給三個女兒。就像千千萬萬個臺灣女性一樣，她用勤勞、刻苦、奮鬥，度過了臺灣經濟最艱苦的歲月。

母親一生嚴以律己，寬以待人。那個時代雖然苦，但社會上仍處處可見人情最好的一面。我深深感謝母親，含辛茹苦把三個女兒帶大，很多人羨慕她有三個這麼好的女兒。

我沒有結婚，是緣；但也因此得以回來陪母親走過最後的日子。我在美國經常思念在臺灣獨居的母親，現在她離我而去，我反而覺得和她的距離更近。因為我始終相信：母女連心。母親一定離我不遠；她沒有離去，她在每個我熟悉的地方；不管多久之後，我身在何處，我們母女都相依相偎，直到永遠。

（慈濟同心圓日間照顧中心主任張幸齡口述）

照護團隊的核心理念

花東地區年輕人口外移，常有失智長者獨居或老老相依情形，花東縱谷從秀林到富里的花蓮段，全長一百三十七點五公里，開車至少兩個半小時，十三個鄉鎮都有花蓮慈院照護的失智對象。團隊核心理念是：

- 不再讓失智長者「走失」成為遺憾
- 不再讓子女感覺到「子欲養而親不待」
- 不再讓家人因失智而彼此「苦不諒解」
- 讓失智者活得「快樂而充實」
- 讓失智者活得「有尊嚴」
- 讓失智者活得「有品質」
- 讓失智照護「無礙、無負擔」

怎麼講都講不聽

小妍阿嬤是中度智能障礙合併失智。她住公寓裏，表達能力和口齒不是很清晰，和鄰居溝通易造成誤解，經常有衝突。

主要照顧者是女兒，平常把媽媽關在家裏，因為怕她跑出去，跑不見。中午女兒送便當回去，看到媽媽才安心。

第一次在同心圓見到女兒，說媽媽功能還不錯，吃飯、上廁所、洗澡還可以自理；但她的疲憊、憂愁和無助全寫在臉上。我跟小妍阿嬤打招呼，她沒有辦法跟我對答，但她好像聽得懂我們的話，比我們聽得懂她的話還多。

小妍阿嬤很勤快，會主動看別人在做什麼？然後幫忙。她很愛笑，開朗笑容給人留下很深的印象。她主動幫忙時，不太容易拒絕。

雖然女兒提醒過「我媽個性很難婆」，但小妍阿嬤重複問話、重複做事的情形相當固著，只要不太滿意或稍不開心，就會一直講同樣的事情，而且無法理會別人跟她說「我們說過了」、「阿嬤你剛講過了」，一直講她自己的。

但是女兒也說：「我媽來同心圓後開心很多，有人際互動，不像之前一直關在家裏，一個人很孤單。」

底線到了，如何迎接挑戰

日子一久，一個重大問題浮現。小妍阿嬤把自己定位為工作人員，而不是被照顧者。工作人員在廚房備餐，她很快跑進來，幫忙裝盤、擺盤。但是，每位長者食量、習慣都有特殊性，我們熟稔於心，不能弄錯的；小妍阿嬤不管那麼多，照自己意思發盤子，整個亂掉，我們又要重做一次。

因為功能下降，理解度也較差，小妍阿嬤的熱心已經明顯造成困擾。現在問題是：怎樣讓她理解，她是被照顧者，不是工作人員。

她不理解。

她不理解，只好我們調整自己去配合她。把簡單的、一般的、無特殊性的擺盤讓她做。通常是長者坐下，我們送上點心，但小妍阿嬤是看到空位就擺；更嚴重的是，長者還沒吃完，她就收走盤子。

多位長者明顯不悅。我跟小妍阿嬤的女兒建議，這樣的行為造成很多麻煩，是不是到身心科掛個診。沒想到女兒極度排斥：「我媽媽本來就中度智能障礙，她本來就是這樣，很愛做事。對我而言，她就是很雞婆、很熱心的。你們就給她做嘛！」

女兒在家是一對一，我們在這裏要對二十多位長者和他們的家屬。但女兒覺得「她都一直這樣，我也知道這些都是問題，為什麼還要帶她去看醫師」，這跟「過去沒有什麼特別疾病，突然異常，去就醫」，對家屬來說，是完全不一樣的。

女兒認定小妍阿嬤去看醫師也沒用，不接受我們的建議，甚至有一點情緒反應。她看到媽媽在這裏很快樂，很好。但她沒有考慮到，這裏還有其他長者，以及如果其他長者對小妍阿嬤有較大的言語反彈，刺激到她，爭執發生的頻率會增加，對工作人員和其他長者困擾嚴重程度，也會拉高。

這裏產生一個重要問題：我們和長者、家屬各有各的底線，這三條底線能不能拉在一起？

同仁反應很快，問我：「我們的底線到了，可是長者或家屬還要挑戰，那時候怎麼辦？」

我說：「我們只能調整自己，然後去配合他。換句話說，要稍微把我們的底線再放寬一點點。」

小妍阿嬤在長者還沒吃完點心就收盤子時，我們就趕快說：「阿嬤，我來收就好。」「放下來，我收就好了。謝謝你。」

兩邊都要安撫，所以也會跟長者說：「她只是想幫忙，但是沒有注意到你還沒吃完，直接收走，讓你不舒服，不好意思喔！」

然後轉頭再和小妍阿嬤說一次：「謝謝阿嬤願意幫我們，可是他吃到一半，盤子突然被你收走，他會嚇一跳，會生氣？還是很謝謝你的幫忙？」如果沒有好好地去講，可能更增強她的行為。

好好講，小妍阿嬤還是繼續增強她的行為。底線已經調到最低，低到不能再低，於是我再度和女兒溝通：「我知道媽媽在這裏很快樂，你也喜歡媽媽來。但是，這裏是團體生活，如果我們沒有調整，做些改變，其他長者跟你媽媽起衝突，不論是言語上或是肢體上，受傷的還是媽媽。我們也不希望增加她跟別人的衝突，她的人際關係也會變差。可是一再配合她，她的問題還是沒有解決。」

女兒一如以往，不以為然。我耐著性子，繼續說：「照顧者跟家屬，我們期待的關係是彼此善解。我們對所有長者、所有家屬都是這樣。」

當女兒聽到我們講媽媽的不好，相當反感。她自尊心很強，覺得面子掛不住。我們只能持續儘量溝通，儘量同理。

不可能讓小妍阿嬤坐著不動，因為要維持她的功能。但一有活動，她幫忙排椅子，又出現另一個問題。

因為她動作很快，搬椅子一次就搬兩張，我們怕她摔倒，只好請她不要搬。女兒第二天跑來，氣沖沖：「她就是這樣啊，會主動幫忙。既然在這裏，你們就要想辦法跟我媽溝通，而不是不准她搬椅子。」

我們只好在活動結束後，把椅子疊高收好，避免下一次活動時，小妍阿嬤又主動去搬椅子。可是，她覺得更好玩了，於是一次搬三張，跑給我們追。我跟女兒說：「換成餐廳塑膠椅，我們做了這樣子的調整。」女兒馬上說：「你看！這不就對了。你們可以想得出辦法，所以應該是你們要負責解決。」

有時，我們會讓長者一起揀菜，大家圍著，很有古意，非常溫馨。小妍阿嬤常常弄錯。不給她做，她會覺得挫折；給她做，別的長者會跟她有衝突。兩個長者衝突，不是誰對誰錯的問題，是我們怎麼排解的技巧。

女兒在聯絡簿上寫：「我媽媽今天回來後，嘴巴一直念，說你們不給她揀菜，到底是怎麼了？她念了一個晚上，一直吵，我就沒辦法好好休息，發生什麼事？」

小妍阿嬤回家向女兒抱怨，是帶著情緒的，所以女兒在聯絡簿上寫的，也是有點負向的語意。

隨時調整，隨機應變

既然不能改變小妍阿嬤，那，只能改變我們自己嗎？

如果我們改變自己後，也已經到底線了，接著我們能做什麼？只好對其他長者下手。

我們跟其他長者解釋：因為小妍阿嬤很熱心，很願意幫忙，不是故意的。如果其他長者情緒反應較大，我們私下找機會跟這些長者談，讓他們理解：如何拒絕小妍阿嬤。

下午四點，家屬紛紛來接長輩。小妍阿嬤很熱心，把掛在別人脖子上的識別證扯下，實在太多次也太危險，屢勸不聽，我們只好全部改成鐵夾式，不用掛繩，以免拉扯危險。

太極拳課程結束，工作人員收椅子時，小妍阿嬤一看馬上加入，動作太快，衝撞到其他長者，我們請她站在一旁就好，她站不住。一週內和四位長者起衝突。這時，很多長者頗有微詞：「主任，你太寵她了！你太寵她！」連連搖頭。

我覺得這樣不對，跟她女兒講，她回應：「我明天來看看媽媽怎麼排椅子？」意思是：我不相信我媽媽講不聽。

我反而鼓勵她說：「那你來看看啊，我們隨時歡迎批評指教。」

第二天女兒來了。結果小妍阿嬤站著，一動也不動，不排椅子！

我們領悟到一點：你無法改變失智長者，你也無法改變家屬，可以改變的是自己。

但對經驗不足的照服員來說很痛苦、很掙扎，因為他們會覺得，明明跟長者說的才是對的，為什麼還要順從他？雖然他失智，但他還是聽得懂的。

我在晨會時提醒他們：千萬不要認為「我是為長者好！」千萬不要這樣想，因為他不覺得你為他好，他覺得你在干擾他、跟他對立。失智照護很重要一點：避免對立，降低衝突。

怎麼降低？怎麼避免？是改變自己能解決問題，還是要求長者改變？我提到三十多年前在兒科實習，教授說：「兒科最難應對的往往不是孩子。」

我提到另一個重點：不要因為「困難個案」就不跟家屬溝通，或是聯絡簿寫得少少的。家屬很敏感，會覺得聯絡簿裏的事項怎麼愈來愈少，會覺得這樣怪怪的。

舉例來說，我們每天活動照片會貼在群組，有的家屬還會問：「今天怎麼沒拍到我媽？」「我爸今天玩的樂器叫什麼？」所以，家屬其實非常關心長者在這裏的一舉一動。

最後我結論：照顧關係，一定要有一個信任的基礎。你用熱忱、真心去用心照護，家屬一定感受得到。但是不能太過順從家屬，或者是幫忙幫過頭，他們會過度依賴。

訓練一個新手照服員，不能一開始就否定他做得不對。而是要鼓勵他去嘗試，嘗試過後，他會比較了解怎麼照護，知道如何與家屬應對。至於到底要有多少彈性讓他們去嘗試，有經驗的主管自己也要隨時調整，隨機應變，視狀況而定。

慢慢的，照服員會有自己的「照護邏輯」，我也是經歷過那段時間的磨練與自我訓練。日後，照服員回想起來，會覺得很有收穫、很有挑戰。

我常跟年輕的照服員說，如果沒有發生問題、遇到複雜個案、碰見個人主觀意識很強的家屬，如何培養自己解決問題的能力？沒有試著看到問題，又怎麼知道要在哪個地方著力？所以沒有問題才是問題，照顧上看似沒有問題，日後一定會有問題。

看看這些年輕的照服員，我時而心疼，時而恨鐵不成鋼；我當初踏入護理職涯，不也和她們一樣年輕嗎？怎麼一下子三十一年過去了。未來照服員只會愈來愈重要，因為臺灣老人只會愈來愈多，高齡醫學照護是國人應該高度關注的議題。

給彈性也要顧及他人感受

我們每週三固定讓長者看中醫、拿藥。小妍阿嬤看到別人有中藥，她沒有，無法理解，更不能接受，於是開始罵人，然後就哭了。接著開始甩東西，造成其他長者和她自身安全問題，於是我打電話請女兒來把她帶回家。

第二天，女兒說：「我媽媽回去就哭訴，很委屈，說你們不給她中藥。」我解釋：「阿嬤當時的情緒跟行為，確實影響到其他長者的安危，所以很抱歉，只好請你先帶回去。」

女兒說：「你們可不可以儘量不要有這種事情發生？」

我說：「長者什麼時候要看中醫，不是我能控制的，他們也有就醫的權利，對不對？」

「你可不可以不要讓我媽看到別人有藥？」

「你媽媽覺得人家有，為什麼她沒有。先決條件是在媽媽哭訴時，你要能夠說服她，跟她說，不要看中醫，不要拿中藥，所以無藥可領。」

我看女兒神色緩和不少，進一步導引她：「這只是一個事件，在她過去生命歷程裏，是不是經歷什麼，她失智後，個性更明顯？」

女兒想了一下，說：「媽媽是原配，爸爸有娶小老婆，所以無形中養成媽媽的個性，想做什麼就一定要做好，而且是做到最好，不能輸小老婆。曾經有一次，鄰居辦活動，每個人都拿到東西，媽媽沒分到，從那一次開始，她一直覺得，只要大家都有的東西，她也要有。」

我說：「這就是癥結所在。你說吃點心，每個人都有；但拿中藥，是有看病的人才有。媽媽不能理解，像每次做小手工藝，她會從別的長者桌上拿走成品。所以每次帶活動，我們都要格外費心去關照到她的狀況。」

女兒頗為無奈。我又說：「同心圓能夠提供的、能夠服務的，我們都可以給她大一點點的彈性，但真的是有限，因為我們也要顧及其他長者和家屬的感受。我能理解你受到過去經驗的影響，媽媽也是受到過去經驗的影響。但是她活在當下，你也要活在當下。我們必須相互體諒，否則彼此之間好不容易建立起來的信任感也會被破壞掉，那就很可惜了。」

那次跟女兒談，她比較能夠接受了，日後還是繼續把媽媽送來，但我們壓力已沒之前那麼大。

這就是為什麼很多失智者的家庭成員，非常怕別人知道。因為長者某一些行為是違反社會規範、違反常理、破壞常規。我們能理解，但外界看來，就是異常。所以家屬會怕被別人貼標籤、被取笑、被看不起、被汙名化。

失智症過往被稱做老年癡呆症，日後才被正名為失智症。癡呆症，聽起來又癡又呆，誰會承認家裏有個又癡又呆的長輩？

那時同心圓是試營運期間，遇到這樣的個案，我們學到：

第一，同心圓要維持專業機構服務的品質，不可能因為單一個案去改變太多的制度或規範。

第二，我們不可能幫家屬解決所有問題，要共同解決。我們跟家屬沒有位階問題，他們不能對照服員下達「交辦事項」，所有問題必須坐下來討論。

第三，如果與家屬協商之後還是不能解決，我們必須讓問題發生的頻率降低，或者減少嚴重程度。

第四，穿上這制服很不容易，我們是被選來做這些事的人；而這些事非常重要、非常有意義，永遠要讓家屬感受到我們的真誠、我們的用心。

第五，一定要保持團隊的穩定度、向心力、榮譽感、使命感，千萬不可輕易動搖。

（慈濟同心圓日間照顧中心主任張幸齡口述）

中醫特別門診

在輕安居與同心圓日照中心除了有專業的醫師與護理人員進行照護，同時也會安排身體、心理、認知功能與生活功能等復健。特別是中醫駐診，結合中醫的專長、中西醫合療的概念，整合中醫與西醫特性雙管齊下，共同減緩退化，促進認知功能，守護輕安居長者們的健康。

長者最常遇到的問題，包含有睡眠障礙、頭暈倦怠、記憶減退、便祕腹脹、緊張焦慮、反應遲緩等。在中醫的領域，對這些問題可以透過針灸、推拿、拔罐、中藥與氣功、活動教學，來進行治療。

許多長者開心地分享，之前常常睡不好，躺著睡不著、坐著也睡不著，接受針灸後回家，晚上睡得很好，隔天來輕安居也很有精神。

除了針灸及中藥治療外，中醫師也會帶著長者練功，讓原本無法平躺的長輩得到改善。

為了確實掌握長者們的身體狀況，每次特別門診之前，醫護人員都會重新進行當天的身體與心理評估，希望能針對每個長者不同的狀況進行治療，同時也讓家屬安心。

輕安居與同心圓日照中心中醫特別門診，讓長者在熟悉的環境下，由專業的中醫師與護理人員一對一的照護，從心理到身體上都確保長者的安全，中西醫整合的多元客製化治療，只為了能更守護好長者們的健康。

剪不斷

你會恨一個人恨到什麼程度，連他的名字都不想說出口？都說愛到天荒地老，但我最近才知道：天荒地老不夠老，有一種感情可能比天荒地老還要老。

阿草伯第一天來同心圓，就吸引了所有人目光。不是因為他的外型，而是因為他身上的味道。我告訴太太，個人衛生很重要，太太唯唯諾諾，點頭說好。之後都是他太太送來，送到門口就走，很冷漠、很疏離。我覺得奇怪，就算外籍看護也不會這樣，把人送到了就跑。重點是：阿草伯身上味道還是完全沒改善。

委婉問太太，有沒有幫丈夫洗澡、換衣服，太太都說有。但是照服員幫阿草伯服務時，發現阿草伯整個內褲是尿溼的。於是我們建議太太，要準備尿布、給阿草伯穿復健褲，太太也都說好。

不是家暴

太太照顧丈夫，不是很用心。除了個人衛生問題，還有個人安全問題。阿草伯常常走失，一走失，太太就請我們協尋。

有一次，太太帶他到醫院看門診，阿草伯忽然說要上廁所。太太在廁所外等，等了好久等不到人，進去一看，人不見了。何時不見？不知道。原來阿草伯早就上完廁所出來，剛好太太離開一下，他沒看到太太，自走自的。

還有一次，阿草伯騎車載太太要去新城找朋友。路上太太想提款，叫阿草伯等一下。她領完錢，回頭一看，人不見了。只好自己先去新城，但朋友說沒看到。

太太一方面報警調監視器，一方面又請我們幫忙。我們在所有群組發布消息，到了晚上，北埔群組有人回覆：阿草伯騎車騎到沒油，肚子餓，跑去吃麵，沒錢付，店家看他不像吃白食的，很怪，報警。

又有一次，阿草伯早上坐火車到光復找親戚。中午親戚打給太太，問說人呢？太太一方面請我們協尋，一方面又報警調監視器。警方看光復火車站監視器，阿草伯沒有出站；再看花蓮火車站監視器，他有上火車。所以他是在花蓮和光復之間消失的，問題是：到底在哪裏消失呢？

一直到深夜，太太的朋友們氣喘吁吁地紛紛來回報，附近的點全找過，他沒去過；阿草伯的親戚們遍尋不著，氣急敗壞地回來責備太太，為何讓他一人搭火車？太太自認無辜，大聲辯解，氣憤難平，面紅耳赤。

這時，阿草伯忽然氣定神閒從外面走入，問說：「你們在吵什麼？」

原來阿草伯從花蓮坐火車到光復，火車在鳳林暫停，他以為到了，就下車。下車一看，不是光復，又想不起來自己要去哪，只好往火車前進的反方向走，居然還走得回來。

我問太太：「你都不擔心嗎？」太太冷冷地回我：「丟了就算了。」

丟了就算了？那是他丈夫耶！怎麼好像丟一把雨傘一樣無所謂。

我愈來愈懷疑，覺得並不單純，完全不合情理：於情，他們是夫妻，太太為何不顧好丈夫個人衛生？於理，丈夫身上味道這麼重，兩人同住一屋簷下，太太怎麼可能視而不見？於法，他們沒離婚，妻子要負責照顧。

有一次，照服員幫阿草伯衛生服務，發現他大腿有掌印，立刻通知我。我請他到診療室細看：除了右大腿紅腫有四個手指印，四肢也有瘀青。馬上召社工進來，社工看了，合理懷疑太太家暴，要立刻通報。我說等一下，我先問清楚。

阿草伯有三個兒子，老大、老二都在高雄，暫時聯絡不上；老三在花蓮，電話中跟我說，爸爸是媽媽在照顧，他不清楚，也沒住在一起。

我回到診療室，問阿草伯：「是誰傷害你？我接下來照正常程序走，我保證他不能再傷害你或靠近你。」

「沒人傷害我，是我自己跌倒的。」

「那我只好依規定通報了。」

「不要報警。」阿草伯伸出右手，緩緩靠在大腿指印上，完全吻合，我驚呆了。

「沒人打我，」阿草伯輕輕說：「是我自己打自己。」

我極度驚訝，「你為何要自殘？」

阿草伯語氣非常堅定地告訴我：「因為……如果我不自殘，我會被我老婆殺死的。」

無法原諒

第二天我跟他太太談，太太才跟我說明一切。

阿草伯年輕時負責出外工作，太太在家照顧三個小孩。阿草伯第一次外遇是太太懷老大時，被發現後，他痛哭跪地，請太太原諒，太太選擇原諒。懷第二個兒子時，阿草伯故態復萌，又外遇，這次被抓到後，他在廟前發毒誓：如果再犯，願遭天遣。

太太生下第三胎後，阿草伯又外遇。太太氣到差點中風，後來得了重度憂鬱症。曾經想過帶三個小孩燒炭自殺，曾經想過和丈夫同歸於盡，最後不了了之，痛不欲生。

外遇期間，阿草伯沒拿過一分錢回家，太太只好四處打零工，把三個孩子撫養長大。

阿草伯失智後，外遇對象把他丟回家。太太跟他沒離婚，只好照顧他。她不幫他洗澡，也不幫他換尿布，因為她看到丈夫生殖器都會很恨、很想剪掉。有一次洗完澡，穿上褲子前，太太拿了一把做衣服的大剪刀，阿草伯嚇壞了，拚命自殘，以求保命。

太太雖然照顧阿草伯，但兩人沒有住在一起。她永遠記得三十年前的那一天，阿草伯第一次外遇，把情婦直接帶回家。這個家對太太來說，早已不是家；阿草伯對太太來說，早已不是丈夫。這個家對太太來說，是羞辱、痛苦與仇恨的象徵，她早就不願再踏入一步，更何況是宿仇回來了，新仇舊恨全湧上心頭。

太太每幫丈夫洗一次澡、換一次尿布，都想起往事，又被傷一次。她不願再幫眼前這個熟悉的陌生人，所以阿草伯個人衛生很糟，味道很重。但阿草伯經常走失，太太遭受不少責難，於是太太晚上安頓好一切之後，把尿壺放在房間，鎖上房門，再鎖上大門，晚上沒有和阿草伯住一起。阿草伯晚上起來，被尿壺絆倒，所以身上有瘀青。

真相大白，不是家暴，我們差點冤枉太太。

不是家暴，但好幾次差一點演變成凶殺案。太太每次幫他洗澡，都準備一把剪刀；有時是裁布的大剪刀，有時是廚房強力剪，有時是園藝樹枝剪，有時是消防破門剪。太太每幫丈夫洗一次澡，丈夫都提心吊膽，深怕被剪；但對太太來說，又何嘗好過？她實在下不了手，只好痛罵丈夫，丈夫閉著嘴站著，瑟瑟發抖，乖乖挨罵。

太太哭著告訴我這一切，說她寧死也不願為了照顧他再跟他同住一屋，說她氣到每天要吃降血壓藥和安眠藥，說她怎麼打他罵他都沒反應，傷害一個手無縛雞之力的失智丈夫有何意義？

夫妻一直在相互折磨。於是，阿草伯在臺北的小兒子把父親從同心圓接走。

一年後。我遇到大兒子，才知道太太失智了。而且退化速度比丈夫還快，誰也認不出，什麼都不記得了。

兒子說：「這對媽媽而言，也許是一個最好的結局。之前媽媽很痛苦，非常痛苦。我們三個小孩看她恨成那樣，勸她不要恨了。爸爸都失智了，恨他有什麼用？但媽媽卻像著了魔似的，把整個人浸在一種巨大的、濃稠的恨意中。三十年來，媽媽在恨海裏沈浮，現在終於上岸了。我常常想：不知何年何月兩人相互折磨才會結束，難道真的要等到我爸爸死後，她才能停止恨？我很清楚，那是不可能的。依她對爸爸的恨，如此濃烈熾熱，即便爸爸死，她還是會繼續恨。那，莫非真要等到她死，一切才戛然而止？我原本以為這永遠剪不斷、糾結纏繞的深仇大恨，至死方休。結果不用任一方死，才短短不到一年，老天爺出手，解決了這個問題。她每天恨成那樣，恨了三十年，身體若還不出問題，天下沒有病人。」

依據〈二〇一七～二〇二五世界衛生組織全球失智症行動計畫（The Global action plan on the public health response to dementia 2017-2025）〉，造成失智症的危險因子包括：一，缺乏運動、肥胖、飲食不均衡；二，抽菸及飲酒過量；

三，糖尿病；四，中年高血壓；五，中年憂鬱；六，低教育程度；七，社會隔離；八，認知活動不足。

這位太太符合了其中四項。三十年前丈夫第一次外遇，她氣到憂鬱症與高血壓，也許已種下失智的因。從我第一次見到太太，她談起丈夫，從來不說「我丈夫怎樣怎樣」，都說「那個失智的如何如何」，隱藏在她冷漠外表下的，是波濤洶湧、澎湃激昂又綿綿無絕期的恨意巨浪。

但或許就像兒子說的，失智對她來說不啻是個好結局：她始終剪不斷的恨，終於永遠斷開了。

（慈濟同心圓日間照顧中心主任張幸齡、個案管理師曾玉玲口述）

失智症是一種疾病

一般人對失智症的迷思，是視為老化過程中自然且無可避免的結果，而非一種疾病，因而妨礙了疾病的診斷及照護。大眾對失智症缺乏認識，也造成對失智症的莫名恐懼，讓患者背負汙名或備受歧視。此外，不論在社區或照護機構，失智症患者的人權也經常被漠視。

因此，認識失智症的教育課程，應包括幫助大眾正確了解失智症、將失智症及其各種亞型視為臨床疾病、消弭對失智症的汙名化與歧視、教育大眾正視失智症患者的人權，及認識聯合國《身心障礙者權利公約》、加強民眾辨識失智症初期病徵與跡象的能力，增進大眾對失智症相關危險因子的知識，從而促進大眾的健康生活型態，減少罹患疾病的危險行為。

未來，失智症友善社會必須具備包容性與便利性的社區環境，並於社區環境中能提供所有人最佳的醫療服務、社會參與機會以及社會保障，以確保失智症患者、照顧者及家屬的生活品質與尊嚴。

各失智症友善的倡議運動，包括以下共同的關鍵層面：維護失智症患者的權益，避免失智症蒙受汙名，鼓勵失智症患者的社會參與，為患者的照顧者及家庭提供協助。許多失智症照顧者是患者家人或其他親屬，然而好友、鄰居、受薪人員或志工亦可能扮演照顧者的角色。照顧者為失智症患者提供實質的照護和支持，或在協調其他照護者時扮演重要角色。

值得注意的是，照顧失智症患者可能會影響照顧者身心健康、福祉與人際關係。醫療體系須同時考量失智症患者仰賴他人必要協助、以及這種依賴可能為照顧者和家人帶來的衝擊，包括財務方面的影響。照顧者應獲得符合其需求的支援及服務，方能有效因應擔任照顧者所需的生理、心理與社會需求。

如果有人問起，就說我在睡夢中離去

小魚兒阿嬤第一天來輕安居時，穿一件綠色毛衣，上面有一隻大大的紅金魚，所以大家都叫她小魚兒阿嬤。

她走路極快，時而小碎步，時而橫衝直撞，但詭異的是，她在復健師、護理師、護佐、其他長者、柱子間鑽來鑽去、穿梭自如時，永遠不會碰到別人。彷彿身上內建避碰雷達，眼看就要撞到了，卻又安然無恙。

所以，當她在輕安居快速走來走去時，就形成一種非常特殊的景觀，好像有一隻大金魚在你眼前游來游去。

雖然中度失智，她講話很有趣，童言童語，很像一個八歲小女孩住在一個八十歲的身體裏。常常會出一些怪聲，大多是可愛的娃娃音：有時尖銳，像指甲刮過黑板的聲音，但不恐怖；有時忽然高音輕叫，短促的，有點像尾巴被電風扇攪到的貓。

子女有心卻無力

女兒告訴我，媽媽一出現失智，全家都非常擔心。因為爸爸也是失智，很快失能，當時幾個兄弟姊妹討論結果：在家裏沒有辦法照護，只好送進安養機構，從此沒有再出來。

所以現在媽媽失智，幾個兄弟姊妹打定主意一定不能送機構，但自己又不會照顧怎麼辦？女兒是慈濟委員，在《慈濟》月刊上面讀到輕安居的報導，自己先辦退休，然後送媽媽來花蓮。

為了堅持照顧媽媽，女兒在花蓮買房子，但一直不能接受媽媽失智的事實。因為媽媽過去成就、社會地位都很高，是受人尊敬的企業女強人。瞬間退化成一個小孩子，怎麼會這樣？完全不能接受。

她從女兒角色變成照顧者角色，不僅如此，還有一個重要任務：讓媽媽學習如何成為一個被照顧者，儘量不要在輕安居造成我們困擾。輕安居和慈濟醫院其他病房一樣，都排有志工服務。所以女兒也主動來輕安居幫忙，努力學習如何照顧失智母親。

哥哥和妹妹向她抗議：「你很自私，媽媽是我們大家的，為什麼你把她帶去花蓮？」他們老家在臺中，來花蓮看媽媽必須繞過半個臺灣。而且妹妹說：「你幫媽媽換一個環境，但媽媽並沒有比較好？意義何在？」質疑她的照顧。

妹妹把媽媽接回高雄照顧，卻沒有想像中順利。媽媽晚上不睡覺，東走西碰，發出很大的聲音，吵得家人無法入睡。有時因藥物作用而安睡，但是到了半夜，藥力一過，她忽然尖叫。妹妹從來沒有聽過媽媽那樣尖叫，也不知道原來人的喉嚨可以發出那樣的聲音。

於是，妹妹帶媽媽到護理之家托護，但不到半個小時就被通知要帶回去，沒辦法待在那。後來還試著帶媽媽一起去上班，也是待沒多久就吵著要回家，吵到受不了讓她自己走，走著走著竟沒回家，只好立刻請假去把她找回來。

哥哥很生氣，責怪妹妹為何把媽媽帶回臺中，妹妹反駁：「當初也是你同意的，你覺得我做得不夠好，你帶去照顧、去跟你住啊！」哥哥無話可說，看了妹妹的照護日常，自己也不敢接媽媽回去和自己住。沒辦法，又送回花蓮的輕安居。

手足照顧者有點感情撕裂，而且還沒牽涉到負擔經濟的部分。光是照護問題就意見紛歧，彼此怨懟。

再度回到輕安居的小魚兒阿嬤，已經從中度退化到中重度，但依然活力十足，像裝了鹼性電池的小兔子。如果在護理站要不到東西，就坐在地板上，像小孩哭鬧著不起來，有時又撒嬌，我們也只能盡力安撫。

女兒把輕安居當成自己第二個家，常來幫忙。看到媽媽這樣的行為，知道照顧她是很大的負荷，很不好意思。我們說沒有關係，這些其實是退化行為。

看著媽媽在輕安居的行為，女兒覺得：自己應該蓄積更多照護能量；因為有照服員耐心解說、護理師也提供經驗，所以認為自己並不是孤軍奮戰。照顧的心情、困難和挫折，有被接受、被同理。

有一次，小魚兒阿嬤心肌梗塞，女兒沒想積極治療，情況穩定下來後，也不希望媽媽吃很多的藥。因為之前父親失智末期，插管維生，毫無生活品質。她選擇帶媽媽來花蓮，希望最後的這一段路程，媽媽是開心的，可以善終。

我們開辦鳳林樂智據點服務，從輕安居走入社區，服務更多失智長者。女兒也跟著我們繼續服務，但因為她是慈濟委員，就產生一個非常特殊的畫面：其他家屬的喘息是照顧失智家人累了，停下來去休息；她的喘息是照顧失智家人累了，停下來去照顧別人家的失智長者。

在她身上我們看到：一個家屬從原來對失智照護陌生到熟悉，跟我們一起帶活動、上課、衛教、做手工藝，完全投入，宛如工作人員，非常觸動人心，給我們團隊莫大的感動、激勵與鼓舞。

接受不能改變的事

不到半年，小魚兒阿嬤離開輕安居，因為退化太快，沒有體力，只能臥床。於是進行安寧居家療護，護理師每週到府一次。小魚兒阿嬤進食狀況很差，幾乎只吃我買的布丁、愛玉，有時完全不吃，女兒躲到別的房間落淚。

那天，我們陪林欣榮院長到靜思精舍報告業務，女兒也帶媽媽一起。小魚兒阿嬤坐在輪椅上，精神忽然變得很好，我們看了都很高興。

到了精舍，常住師父拿一顆壽桃給小魚兒阿嬤，她慢慢掰開，吃裏面的紅豆餡，很開心。

我向上人報告在鳳林據點推動友善失智社區的業務後，女兒把輪椅往前推，小魚兒阿嬤說：「上人，我今天好開心喔！我要去當老師了。」原來小魚兒阿嬤的心願是當大體老師，將無用的死後身軀，奉獻醫學教育，培育良醫。

回家後，當天晚上八點多，小魚兒阿嬤跟女兒說：「如果有人問起，就說我在睡夢中離去。」安詳辭世。

本案照顧者和被照顧者都給我們團隊很多啟示：小魚兒阿嬤很早就決定「不施予心肺復甦術（Do Not Resuscitate, DNR）」，她不想帶給家人麻煩、掙扎與痛心。甚至最後的遺言都是「不要讓別人覺得我最後一直給人添麻煩，就說我沒有痛苦，是在睡夢中離去。」

她女兒和母親非常親近，關係很好，當她知道母親狀況只會愈來愈走下坡，很平靜地接受。這其實很難，非常難。她在心態上必須準備好：看一個人，一個深愛自己、自己也深愛的人，一天一天在眼前一點一滴地流逝卻無能為力，天下至痛，莫甚於此。

她心如刀割，卻只能接受。她跟我說，每當夜深人靜，她一個人坐在客廳，心痛到無法呼吸，眼淚從臉頰滑落。但她不願一直深陷悲傷情緒，於是鼓起勇氣改變自己：轉移注意力，去照顧別的失智長者，這需要很大勇氣。

從照顧別的長者中，她獲得成就感，也學會放下；陪著母親，把最後這一段路走完。她用平靜去接受不能改變的事，用勇氣去改變可以改變的事，用智慧來分辨兩者的不同。她真不愧是上人弟子，那麼難的事，但她做得那麼好。

從這對母女身上，我們學到對生命的尊重，無形之中自己也上了一課：有這次的經驗，未來我們在社區遇到這樣的狀況，可以跟其他家庭分享，讓他們比較安心，不會惶恐，不會害怕對未來怎麼選擇、如何做最後決定。很感謝小魚兒阿嬤，她用她的生命來教育、來示現。她把一生濃縮成一門課來教育我們，我們怎能不好好珍惜、好好學習呢！

（慈濟同心圓日間照顧中心主任張幸齡、個案管理師曾玉玲口述）

安寧居家療護

安寧居家療護是指醫院提供完整的醫療團隊到府服務，成員包括醫師、護理師、社工師、志工、心理師、宗教師等，凡是病人所需要的都可以是團隊的成員。平時由居家照顧護理師負責與協調，滿足病人的需求與照顧。

為使病患能夠在家安心養病，居家療護團隊在病人出院前後，會先到病人家中進行病人及家屬需求的評估，協助家中環境的規畫及醫療輔具的租借，協同第一線醫護人員共同提供病人身體、心理、社會、靈性照顧的建議，提供病人照顧者與家屬必要的協助。

安寧居家療護，強調以全人、全程、全家、全隊的四全照顧精神來服務病家，當病人選擇回家接受居家療護，期間發現照護條件不足或再度出現困難症狀，醫療團隊會協助病人再回醫院或安排相關的照護處置。

居家療護期間，病人有更多時間和家人相處，不受醫院客觀環境的限制，可以自在地互動。這樣的時間過程及空間意義，會很自然地協助家屬接受家庭成員中有人因重病即將離去的事實，一方面先做好心理建設，再者也能激發彼此面對死亡的勇氣，對家庭成員是很難得的學習經驗。

醫療團隊進入病家，對病家的社會心理系統都能有較深入的理解，在病人往生後，也很自然能協助個案家庭走出哀傷。服務內容包括症狀控制，病患身體照護，心理社會諮詢與照護，代取藥、代採檢體及標本送檢、居家環境評估及改進等，並提供適當的照護協助，指導家屬簡單的照護技巧，提供必要的緊急聯絡資訊。

接受安寧居家療護的病人，符合安寧居家試辦計畫設定的對象，均為全民健保重大傷病患者，是以醫療費用得免除部分負擔；患者或家屬只需負擔訪視人員交通費。

參考資料／慈濟醫療志業體網站新聞稿、慈濟醫院衛教訊息、《人醫心傳》、《志為護理》、衛福部長照專區網站。

國家圖書館出版品預行編目(CIP)資料

當忘記成為現實：失智照護筆記／王竹語撰文 — 初版
臺北市：經典雜誌，慈濟傳播人文志業基金會，2021.09
304 面；15×21 公分
ISBN 978-626-7037-07-2（平裝）
1. 失智症　2. 健康照護
415.934　　110015630

醫療人文系列 022

當忘記成為現實——失智照護筆記

創 辦 人／釋證嚴
發 行 人／王端正
平面媒體總監／王志宏

總 策 畫／花蓮慈濟醫學中心
撰　　文／王竹語
照片提供／花蓮慈濟醫院輕安居、花蓮慈院失智共照中心
慈濟同心圓日照中心、慈濟基金會公傳處
主　　編／陳玫君
責任編輯／邱淑絹
執行編輯／涂慶鐘
美術指導／邱宇陞
美術設計／蔡雅君
出 版 者／經典雜誌
慈濟傳播人文志業基金會
112019臺北市北投區立德路2號
編輯部電話／02-28989000分機2065
客服專線／02-28989991
客服傳真／02-28989993
劃撥帳號／19924552　　戶名／經典雜誌
印　　製／新豪華製版印刷股份有限公司
經 銷 商／聯合發行股份有限公司
231028新北市新店區寶橋路235巷6弄6號2樓
02-29178022
出版日期／2021年 9 月初版一刷
2021年10月初版二刷
定　　價／新臺幣320元